CONGRÈS DES ALIÉNISTES ET NEUROLOGISTES DE FRANCE
ET DES PAYS DE LANGUE FRANÇAISE

XVIIIᵉ SESSION — DIJON, AOUT 1908

NEUROLOGIE

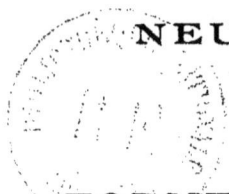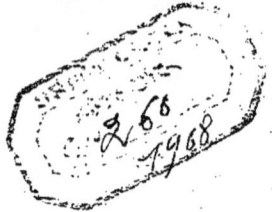

FORMES CLINIQUES

ET

DIAGNOSTIC DES NÉVRALGIES

RAPPORT

PRÉSENTÉ PAR LE

Dr Henri VERGER

Professeur Agrégé à la Faculté de Médecine de Bordeaux.
Médecin des Hôpitaux.

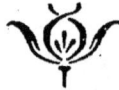

PARIS

G. MASSON, ÉDITEUR

LIBRAIRE DE L'ACADÉMIE DE MÉDECINE

120, Boulevard Saint-Germain, 120

1908

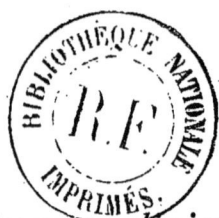

Formes cliniques et Diagnostic

des Névralgies

FORMES CLINIQUES

ET

DIAGNOSTIC DES NÉVRALGIES

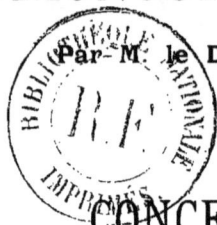

Par M. le Dr Henri VERGER (de Bordeaux)

CONCEPTION GÉNÉRALE

ET

Plan de classification des Névralgies

En 1841, Valleix écrivait dans son traité des névralgies :
« Tout se réunit pour démontrer que cette maladie si douloureuse consiste dans une altération des fonctions dont la cause
nous échappe complètement. »

Il n'est pas douteux que depuis cette époque nos connaissances sur l'étiologie et le traitement des névralgies n'aient été
considérablement augmentées. Un traité complet des névralgies comporterait aujourd'hui un important chapitre d'anatomie pathologique. L'évolution des idées médicales nous a
fait abandonner d'une façon définitive la conception de la
névralgie *sine materia*, encore que dans bien des cas les
documents anatomiques fassent défaut.

Une autre évolution est en train de s'opérer sous nos yeux.
La multiplicité des lésions rencontrées dans les différents cas
a montré que même dans un territoire donné on ne pouvait
plus, comme au temps de Valleix, décrire *une* névralgie toujours identique à l'intensité des douleurs près, mais qu'il
y avait *des* névralgies relevant de lésions différemment situées,

constituant par suite autant de variétés pathogéniques. Dans la névralgie du trijumeau on a successivement décrit des lésions au niveau des rameaux périphériques puis des lésions de névrite interstitielle des troncs principaux, enfin des lésions du ganglion de Gasser. Dans la névralgie intercostale on a décrit des névrites périphériques principalement chez les tuberculeux ; Head et Campbell ont montré que la névralgie post-zostérienne relevait de lésions ganglionnaires. Pour la sciatique, la différentiation est moins marquée, mais déjà on décrit séparément la sciatique névrite et les sciatiques dues à des inflammations des racines postérieures le plus souvent d'origine syphilitique.

C'est l'introduction de ces notions successives dans la science qui a provoqué la querelle entre les partisans des névralgies périphériques et ceux des névralgies centrales. Les premiers admettaient avec Axenfeld (1) que la douleur siège bien dans les nerfs, que ce siège est réel et non virtuel, et que la douleur est produite dans les lieux mêmes où les malades l'accusent. Les seconds, avec Anstie (2), admettaient, au contraire, que toutes les névralgies résultent d'une lésion des centres, même celles procédant en apparence de lésions périphériques.

Putnam (3) disait à ce sujet : « même dans le cas où la douleur siège dans la zone d'un nerf enflammé et ou la névrite ou l'irritation périphérique, sont des conditions *sine qua non* de l'attaque, le facteur qui donne à la névralgie son caractère distinctif est la disposition morbide des centres en sorte que, strictement parlant, la névralgie est reflexe.

En fait, cette querelle n'a guère de raison d'être parce que, comme le fait remarquer Lévy (4), elle repose sur une confusion des lésions avec la cause, mais surtout du siège physiologique et du siège clinique.

Le siège physiologique de la douleur névralgique est évidemment central, puisque la douleur, phénomène sensitif, ne peut être perçue que dans les centres. Le siège clinique, par contre, est toujours périphérique, puisque quel que soit

---

(1) Axenfeld. *Traité des névroses*, 2ᵉ édition, Paris 1883.

(2) Anstie. *Neuralgies and the diseases ressemble it. London* 1871.

(3) Putnam. Observations sur la pathologie et le traitement des névralgies de la cinquième paire, *Boston médical and surgical journal*, 1891, t. II. p. 157.

(4) Lévy. *Essai sur les névralgies faciales*, th. de Paris 1906.

le point du trajet d'un nerf ou s'exerce une action irritante (et nerf doit être pris ici au sens physiologique, comprenant aussi bien les racines que le tronc nerveux lui-même), la douleur est toujours perçue dans larégion péri-phérique où se distribue le nerf. (Loi de Jean Muller). Aussi peut-on dire avec le professeur Pitres : « la douleur est par essence un phénomène central. Il n'y a pas, il ne peut pas y avoir de névralgies périphériques au sens propre du mot. Il y a seulement des névralgies de cause périphérique dans lesquelles l'éréthisme des centres est provoqué et entretenu par des excitations algésiogènes ayant pour point de départ les racines, le tronc ou les extrémités terminales des nerfs. »

Partant de cette idée simple qui a le mérite de mettre en concordance la physiologie pathologique des névralgies avec ce que nous savons de la physiologie générale des nerfs, M. Pitres propose de classer les névralgies suivant le point de départ des excitations algésiogènes (1) en névralgies *extra-fasciculaires,* provenant d'une irritation des extrémités terminales, apaisées par l'injection de cocaïne loco dolente ; *névralgies fasciculaires,* qui résultent de l'irritation des troncs nerveux eux-mêmes, résistant aux injections de cocaïne *loco dolente,* mais apaisées quand l'injection atteint le nerf au-dessus du point irrité ; *névralgies d'origine radiculo médullaire,* qui sont seulement apaisées par l'injection intra-arachnoidienne ; *névralgies réflexes,* dans lesquelles les douleurs se manifestent dans le territoire d'un autre nerf que celui sur lequel agit la cause irritante et qui sont calmées quand l'action de la cocaïne est portée dans la région où se trouve le foyer d'irritation ; enfin *névralgies proprement centrales,* hallucinations persistantes de phénomènes douloureux représentant dans la sphère sensitive ce qui est repré-senté dans la sphère intellectuelle par les idées fixes et dans la sphère émotive par les obsessions anxieuses, auxquelles on ne découvre aucune cause extérieure aux centres et qui représentent, par conséquent, une réaction autonome de ces centres.

Encore que basée sur des données anatomo-pathologiques

---

(1) A. Pitres. Diagnostic du siège des excitations algésiogènes dans les névralgies par les injections de cocaïne, XIIᵉ Congrès international de médecine, Paris 1900, *C. R. de la section de neurologie,* p. 192.

que chaque jour rend plus démonstratives et appuyée d'autre part sur les résultats fournis par les injections de cocaïne, résultats dont l'interprétation physiologique n'est pas contestable, la classification de M. Pitres ne peut pas encore, dans l'état actuel de nos connaissances, se transporter intégralement dans la nosographie pratique. Si en effet certaines espèces de névralgies viennent d'elles-mêmes pour ainsi dire se placer dans les cadres qu'il a tracés, soit que la pathogénie et l'anatomie pathologique en soient suffisamment étudiées, soit que les conditions anatomiques s'y prêtent facilement à l'épreuve de la cocaïne, il en est d'autres, où l'une ou l'autre de ces notions faisant défaut ou les deux ensemble, on ne peut plus procéder que par analogie. Bien plus il est au moins une variété de névralgie qui se présente avec les allures d'une maladie au sens qu'on donne à ce mot en pathologie générale, c'est la névralgie épileptiforme de Trousseau, dont quoi qu'on en ait pu dire, nous connaissons encore si mal la nature, que Brissaud et Sicard l'appellent névralgie faciale essentielle, l'opposant par là aux névralgies symptomatiques de lésions connues.

Malgré cette incertitude relative, la classification proposée par M. le Professeur Pitres nous parait la plus rationnelle et celle qui tient le mieux compte des notions nouvelles. Elle substitue à l'idée de la névralgie maladie celle de la névralgie syndrome dans laquelle le problème clinique comporte non seulement un diagnostic étiologique, mais un diagnostic topographique dont l'importance devient capitale puisqu'avec nos idées actuelles il est seul à permettre l'établissement d'indications thérapeutiques rationnelles. Essayant de compléter la conception de notre maître en déterminant autant que possible les variétés de névralgies cliniquement reconnaissables en rapport avec les variétés pathogéniques qu'il avait établies, nous avons dans un premier travail, en 1904, étudié la classification des névralgies faciales. Sur nos conseils, un élève de M. Pitres, le docteur Boulin, a fait la même tentative pour les névralgies thoraciques et enfin un autre travail, la thèse de M. Estivals vient de sortir de la clinique de l'hôpital Saint-André de Bordeaux, étudiant dans le même esprit les névralgies sciatiques. Les résultats obtenus dans ces trois travaux sont suffisamment satisfaisants pour que nous en fassions la base de la présente étude.

NÉVRALGIES DE LA FACE

Valleix décrivait une seule espèce de névralgie de la cinquième paire, toujours identique dans ses grandes lignes à l'intensité près. Il en donnait les caractéristiques suivantes (1) :

1° Cette affection est caractérisée par une douleur sourde, permanente, contusive, dans différents points du trajet du nerf trijumeau.

2° Les élancements qui viennent se joindre à cette douleur et naissent dans le point où elle se fait sentir, donnent à la maladie une physionomie encore plus frappante ; mais ils peuvent manquer dans une partie du cours de l'affection, sans que le diagnostic soit moins positif.

3° Il en est de même des convulsions, des spasmes et de la distorsion de la face.

4° Il est rare de voir cette névralgie bornée à une seule des trois branches du nerf trijumeau ; dans les cas où il en est ainsi, l'affection a presque toujours son siège dans la branche sous-orbitaire.

5° La pression est un des meilleurs moyens d'exploration qui puissent être mis en usage pour reconnaître le siège précis des douleurs.

Jusqu'à Trousseau, la description de Valleix reste intangible et consacre l'unité nosographique de la névralgie faciale. Trousseau, le premier, sépara une espèce morbide très particulière, qu'il appela la névralgie épileptiforme et dont il donna, dans une leçon célèbre, une description magistrale souvent reproduite, jamais égalée. « Ainsi que tout le monde, dit-il, j'avais confondu les névralgies épileptiformes avec toutes les douleurs qui, occupant le trajet des nerfs de la cinquième paire, sont comprises sous la dénomination de névralgies faciales ; mais il m'a fallu peu d'années de pratique pour en reconnaître la nature. Tandis que celles-ci n'avaient en général aucune gravité et cédaient, les unes spontanément après quelques heures ou quelques jours, les autres obéis-

---

(1) VALLEIX. *Traité des névralgies ou affections douloureuses des nerfs.* Paris, 1841, p. 99.

sant à un traitement général ou topique convenablement dirigé, j'ai bien vite appris que celles-là résistaient avec une opiniàtreté désespérante à tous les efforts de la thérapeutique. » Il y a loin, en effet, des névralgies de Valleix à douleur continue, à ce paroxysme si vigoureusement décrit :

« Un individu qui, un instant auparavant, n'éprouvait au-cune sensation extraordinaire et témoignait hautement de l'absence totale de souffrance, est tout à coup pris d'une horrible douleur au moment où il vous parle. Il balance sa tête entre ses mains en poussant des gémissements étouffés. Cette scène dure dix, quinze secondes, une minute au plus, et le tout est fini. L'individu reprend son discours interrompu, jusqu'au moment où il vous rendra témoin d'un paroxysme nouveau (1). »

Donc, deux caractères primordiaux suffisent à séparer la névralgie épileptiforme des autres névralgies faciales ; forme essentiellement paroxystique et intermittente des douleurs et incurabilité à peu près complète, sinon totale.

Depuis Trousseau jusqu'à ces dernières années, il ne paraît pas qu'on ait fait de tentatives spéciales de classification des différentes variétés de névralgie faciale. Les travaux ont porté, en effet, soit sur la thérapeutique de cette affection, soit sur la pathogénie. Les auteurs des premiers avaient naturelle-ment en vue principalement la forme rebelle. C'étaient des chirurgiens surtout occupés de détails opératoires. Quant aux seconds, ils se tiennent unanimement à la division en deux variétés : la petite névralgie faciale où la douleur est continue et qui paraît le plus souvent liée à des causes de constatation facile, dentaires buccales ou nasales, et, d'un autre côté, la grande névralgie faciale, névralgie épileptiforme ou tic dou-loureux de la face où la douleur est paroxystique et dont les caractères restent les mêmes, qu'on en recherche la cause dans des lésions dentaires, avec Jarre, Cruet et Gaumerais, ou qu'on la place plus haut, dans les troncs nerveux, comme Putnam et Dana, où jusque dans le ganglion de Gasser, comme Krause, Gilbert Ballet, Sydney J. Schwab et un grand nombre d'auteurs modernes. L'étude des petites névralgies est bien entreprise, mais incidemment en quelque sorte, et on s'attache moins à en préciser les caractéristiques propres

---

(1) A. Trousseau. *Clinique médicale de l'Hôtel-Dieu de Paris,* tome II, 9e édition, p. 156.

qu'à les rattacher à des états morbides définis, comme le diabète ou la tuberculose.

En 1904, appliquant aux névralgies faciales les idées du professeur Pitres, exposées plus haut, sur la classification pathogénique des névralgies par la méthode des injections de cocaïne (voir page 5), nous avons essayé de montrer que les névralgies chroniques et rebelles ne se rattachaient pas toutes au même type de la névralgie épileptiforme de Trousseau. Nous avons fait voir que celles de ces névralgies que la cocaïne *loco-dolente* apaisait momentanément, névralgies d'origine périphérique, affectaient des allures spéciales et pouvaient cliniquement se différencier d'autres névralgies rebelles à l'action de la cocaïne, correspondant d'une façon générale au type de Trousseau, et qu'on pouvait par opposition aux premières appeler névralgies d'origine centrale, entendant seulement par là seulement que la cause en résidait, sans préciser autrement, au-dessus des terminaisons périphériques (1).

A côté de ces deux types les plus fréquents, nous en avons individualisé un autre, celui des névralgies liées à des lésions néoplasiques de la racine de la cinquième paire et du ganglion de Gasser (2).

Enfin, la méthode nouvelle des injections d'alcool au niveau des extrémités des nerfs (Pitres et Verger) ou dans les troncs eux-mêmes (Schlœsser, Ostwalt, Lévy et Baudoin) a suscité récemment un certain nombre de publications sur les névralgies faciales, et entre autres la remarquable thèse de Lévy (3).

Dans ce travail, auquel nous aurons l'occasion de faire de nombreux emprunts, l'auteur distingue trois grandes catégories de névralgies faciales symptomatiquement différentes : les petites névralgies faciales dont les variétés étiologiques font l'objet d'études particulières ; la grande névralgie faciale, dans laquelle il sépare des variétés secondaires surtout basées sur des caractères étiologiques et des symptômes extrinsèques et où il range la névralgie des édentés, et enfin un type dont

---

(1) Henri VERGER. Essai de classification de quelques névralgies faciales par les injections de cocaïne loco-dolenti. — *Revue de Médecine*, 1904, p. 35-94.

(2) H. VERGER et GRENIER de Cardenal. Névralgie faciale et tumeur du ganglion de Gasser. — *Revue Neurologique*, 30 juillet 1905.

(3) LÉVY. *Essai sur les névralgies faciales*. Thèse de Paris, 3 mai 1906.

nous aurons à discuter la valeur et qu'il appelle *la névralgie des plexus de la face.*

En tenant compte de ces derniers travaux et en complétant nos premières recherches en ce qui concerne notamment les névralgies aiguës, celles dont Trousseau disait justement qu'elles guérissent vite et facilement, nous distinguerons, des névralgies de cause périphérique, des névralgies de cause radiculo-ganglionnaire correspondant aux névralgies centrales de notre premier mémoire, et enfin des névralgies d'origine proprement centrale, hystérique ou épileptique.

I. NÉVRALGIES FACIALES D'ORIGINE PÉRIPHÉRIQUE

Cette catégorie comprend des névralgies liées à une cause siégeant dans l'un quelconque des organes où se ramifient les terminaisons de la cinquième paire : dents, muqueuses de la bouche, du nez, des sinus maxillaires ou frontaux, conjonctive et voies lacrymales.

Dans un premier cas, il s'agit de manifestations névralgiques passagères dont la durée n'est jamais très longue, parce qu'elles ne constituent souvent que le symptôme avant-coureur d'une affection plus grave dont les autres signes se démasquent plus ou moins vite, ce qui conduit à des interventions efficaces, et la névralgie disparaît avec la lésion qui lui a donné naissance.

Les névralgies qui se montrent au cours ou au déclin de certaines infections aiguës, encore qu'ayant une physionomie particulière, ressemblent assez comme évolution aux précédentes pour être classées avec elle.

Dans un second cas, les névralgies sont chroniques et rebelles. Leur liaison avec des causes périphériques ne s'impose pas toujours au premier abord ; elle ne peut être mise en évidence que par des artifices cliniques et aussi par les résultats thérapeutiques. Cette seconde classe de névralgies périphériques, qui sont des névralgies graves au sens que prêtent à ce terme les nosographes, mérite néanmoins d'être rapprochée de la classe des névralgies périphériques aiguës, parce qu'elles ont même pathogénie et que, comme on le verra, les caractères cliniques ont dans les deux cas les plus grandes ressemblances. On peut rattacher aux névralgies chroniques d'origine périphérique les névralgies de certaines infections ou des diathèses, que nous savons liées à des phénomènes de névrite périphérique.

§ 1. Névralgies aiguës et subaiguës.

Cette première variété est constituée par une série de névralgies, d'étiologie disparate au premier abord, mais qui ont ce caractère commun d'apparaître brusquement, d'évoluer en attaques courtes variant de quelques jours à quelques semaines, d'être facilement curables et de tendre à la guérison spontanée. On y trouve, en premier lieu, des névralgies symptomatiques d'affections inflammatoires aiguës ou subaiguës des organes dans lesquels se ramifient les terminaisons de la cinquième paire, dents, muqueuses buccale, nasale, des sinus maxillaires et frontaux, la conjonctive et l'appareil lacrymal. Les plus fréquentes sont certainement les névralgies dentaires symptomatiques de la *carie débutante* ou des poussées aiguës de périostite alvéolo-dentaire. Les névralgies symptomatiques des sinusites aiguës, des dacryocystites. ou celles qui précèdent l'apparition de cette variété spéciale d'herpès cornéen que les ophtalmologistes appellent l'herpès névralgique, qui n'a rien de commun du reste avec le zona ophtalmique, sont plus rares. Ces variétés étiologiques se distinguent entre elles par leur localisation sur la branche innervant le territoire où siège l'affection causale, mais elles ont ce caractère important commun de constituer des symptômes prémonitoires passagers, qui cèdent bientôt la place aux signes plus positifs de l'affection inflammatoire en cause. Ainsi la névralgie dentaire aiguë, souvent intermittente et dont l'origine est souvent difficile à déceler, cède vite la place au mal de dents vulgaire que le patient a tôt fait de reconnaître. D'un autre côté, si la cause étant reconnue il y est porté remède, la névralgie disparaît aussitôt (1).

---

(1) *Bibliographie des névralgies aigues dentaires.*
Cruet, *Hygiène et thérapeutique des maladies de la bouche*, Paris, Masson, 1899.
Gaumerais, *Contribution à l'étude du tic douloureux de la face; son origine dentaire*. Th. de Paris, 1898-99.
Bénichou, *Contribution à l'étude des névralgies faciales d'origine dentaire*. Th. de Paris, 1903-1904.

En second lieu on peut placer dans la variété des névralgies faciales aiguës, celles qui apparaissent soit au cours, soit au déclin d'états infectieux divers, dont les plus communs sont la *grippe*, le *paludisme*, la *tuberculose*, la *syphilis secondaire* (1). Ces névralgies, le plus souvent localisées aux rameaux sus orbitaires, présentent avec les précédentes ce caractère commun d'être passagères, encore que dans les infections chroniques elles soient sujettes à de fréquentes récidives. Leur groupement commun est légitimé d'une part par l'origine périphérique évidente dans les deux cas, irritation directe des extrémités dans le premier, lésions névritiques légères dans le second, et, d'autre part, par ce fait que les caractères généraux qui peuvent servir à les différencier des autres névralgies faciales sont identiques.

On peut décrire ainsi, schématiquement, les caractères cliniques distinctifs de la névralgie faciale aiguë, tels qu'ils ressortent, tant des descriptions des auteurs que de notre expérience personnelle :

1° La douleur névralgique est continue avec ou sans paroxysmes et quand ceux-ci existent ils ont une intensité et une fréquence moindre que dans les types qui seront ultérieurement étudiés.

2° La douleur est *essentiellement spontanée* et subit fort peu l'influence modificatrice des excitations fonctionnelles, des efforts et des mouvements de la musculature du visage ou des mâchoires.

3° La douleur provoquée par la pression de la zone douloureuse, quand elle existe, est généralement peu marquée, avec une réserve pour ce qui concerne les névralgies symptomatiques des sinusites où il existe souvent de l'hyperesthésie cutanée. En tout cas, elle est rarement localisée d'une façon

---

(1) a) Grippe. — LEHMANN, *Névralgies grippales*, Th. Paris, 1901.

b) Paludisme. — MAROTTE, Mémoire sur les névralgies périodiques *Archives générales de médecine*, 1852, p. 257-406.

c) Tuberculose. — CARRIÈRE, *Etude des troubles nerveux périphériques qui surviennent dans le cours de la tuberculose pulmonaire*. Th. de Bordeaux, 1894. — VAISSADE, *Névralgie faciale tuberculeuse*. Th. de Lyon, 1902.

d) Syphilis. — FOURNIER, *Traité de la syphilis*, Paris, 1899, t. I, p. 654. — MILLIAN, Les névralgies syphilitiques du trijumeau. *Archives générales de Médecine*, 1903, t. II, p. 1742. — HÉROUET. *Névralgie syphilitique du trijumeau*. Th. Paris, 1903. — RAVAUD, *Névralgie faciale syphilitique*. Th. Paris, 1907.

précise aux points de Valleix. Il y a plutôt *une zone doulou-*
reuse que des points douloureux.

A côté de ces caractéristiques statiques nous trouvons des
caractères évolutifs importants :

1° Les névralgies de ce groupe sont essentiellement aiguës,
passagères, liées à l'irritation des extrémités nerveuses par
une cause nettement inflammatoire ou toxémique et disparaissant aussitôt que cette cause vient elle-même à disparaître.

2° Elles apparaissent par crises susceptibles de récidive et
pendant ces crises la douleur peut être continue ou au contraire franchement intermittente même en dehors du paludisme ; les névralgies de la syphilis secondaire sont nettement
nocturnes.

3° Elles sont facilement soulagées par les analgésiques
généraux usuels, à l'exception des névralgies syphilitiques.

4° Leur pronostic, en tant que névralgies, est également
bénin. Quand elles sont dues à des lésions infectieuses locales
elles cèdent vite la place à d'autres symptômes locaux et quand
elles relèvent d'une toxémie générale elles tendent spontanément à la guérison.

§ 2. Névralgies chroniques.

Nous allons placer dans ce groupe des névralgies chroniques de la face d'origine périphérique, un certain nombre
de cas que les auteurs ont confondu avec le tic douloureux,
ou qu'ils ont tout au moins, comme Lévy, placé dans le cadre
de la grande névralgie faciale. A l'encontre, en effet, de ce qui
se passe pour les névralgies précédemment étudiées, celles-ci
ne tendent pas à la guérison spontanée, et elles sont aussi rebelles à la thérapeutique que la névralgie épileptiforme avec
laquelle pourtant elles ne se confondent pas. Elles s'en distinguent entre autres par un caractère capital que nous avons
étudié dans notre mémoire de la *Revue de Médecine* en
1904 ; elles sont momentanément soulagées par l'injection de
cocaïne faite *loco dolente*, ce qui démontre pleinement leur
origine périphérique. Au reste, les notions que nous fournis-
sent à leur sujet l'étiologie et l'anatomie pathologique con-
firment cette hypothèse. D'une part, en effet, si pour un certain nombre de cas l'étiologie reste obscure, quelque effort

qu'on fasse pour la découvrir, pour la grande majorité il n'est pas douteux qu'il s'agisse d'une origine dentaire. Les malades se présentent, soit avec un grand nombre de dents cariées dont quelques-unes ne sont plus représentées que par des chicots informes, avec des lésions chroniques évidentes de périostite alvéolo-dentaire, soit avec des gencives amincies et dépourvues complètement de dents, que la chute successive en soit consécutive à de la pyorrhée alvéolo-dentaire, ou que les dents aient été enlevées une à une par le dentiste dans l'espoir, toujours déçu, d'une guérison. Mais, dans les deux cas, la pathogénie est identique ; le terme névralgie des édentés est assurément une expression pittoresque, il ne caractérise pas une espèce morbide. Dans les deux cas, en effet, les recherches de Jarre, de Cruet, de Gaumerais (*loc. citat.* p. 11) ont montré qu'il existait non plus seulement des lésions de carie superficielle ou de périostite aiguës, mais des lésions alvéolaires profondes d'origine infectieuse : rétractions cicatricielles dans les alvéoles vides, ou formation dans le canal dentaire infecté de petits noyaux de dentine secondaire. Dans ces deux cas, l'effet est le même ; d'une part compression des extrémités par les lésions périnerveuses, et, d'autre part, lésions infectieuses de ces extrémités elles-même. Le processus infectieux dépasse-t-il les extrémités intra-alvéolaires, y a-t-il névrite ascendante interstitielle ? Cela est probable, au moins pour certains cas. Cependant il est bon de remarquer que si tous les auteurs précédents l'invoquent, si la notion de la névrite ascendante tend à s'introduire de plus en plus dans l'histoire de la névralgie du trijumeau, les preuves directes en ont été rarement fournies : Putnam qui a rencontré et décrit cette altération dans un certain nombre de cas rebelles, serait porté à la considérer souvent non pas comme la cause mais comme l'effet des paroxysmes douloureux. Ce serait dans ces cas un résultat de la répétition fréquente d'états congestifs du nerf engendrés par les crises paroxystiques. Au reste cette dernière notion n'a pour nous, dans l'espèce, qu'un intérêt secondaire ; le fait de l'origine périphérique des douleurs n'en subsiste pas moins. Mais le fait bien démontré que les lésions nerveuses sont devenues tout au moins alvéolaires au lieu d'être intra-dentaires explique l'inefficacité des avulsions dentaires successives comme procédé thérapeutique, inefficacité qui est bien connue dans ces sortes de névralgies et qui a pour seul effet le plus souvent de transformer l'étiquette clinique, faisant d'une névralgie dentaire une névralgie des édentés.

A côté de ces névralgies dont l'origine dentaire ressort nettement de l'examen clinique il en est d'autres, plus rares à la vérité, dans lesqu'elles l'examen le plus approfondi ne fait découvrir aucune cause plausible. Dans notre Mémoire, sur huit névralgies chroniques de cause périphérique, nous avons trouvé quatre fois une origine dentaire, une fois une origine nasale et pour les trois autres cas l'origine étiologique est restée inconnue. La névralgie diabétique qui serait caractérisée par sa bilatéralité, son acuité et sa ténacité rentre fort probablement dans le groupe des névralgies périphériques, mais n'ayant point eu l'occasion d'en étudier, nous ne saurions être affirmatif. Tout au plus ferons-nous observer que la pyorrhée alvéolo-dentaire est fréquente chez les diabétiques et qu'elle constitue une cause bien démontrée de névralgie faciale. Il reste donc à voir si la plupart des névralgies diabétiques ne relèvent pas immédiatement d'une cause dentaire, sans, du reste, vouloir diminuer l'importance de l'état toxémique général. Enfin, on peut classer dans ce groupe des névralgies chroniques d'origine périphérique, les douleurs irradiées dans la sphère du trijumeau qui se voient assez fréquemment chez les sujets porteurs de cancer de la langue ou des lèvres, des paupières et des maxillaires. Ces douleurs sont dues quelquefois à l'envahissement des branches nerveuses par quelques-uns des éléments cancéreux infiltrés et proliférants dans les espaces conjonctifs du tissu interfasciculaire, de la gaine lamelleuse et du tissu intrafasciculaire, mais plus fréquemment il s'agit simplement de la compression et de l'irritation des filets nerveux inclus dans le néoplasme [1]. Brissaud et Sicard [2] leur donnent le nom de névralgies faciales secondaires.

Nous allons reproduire ici les conclusions auxquelles nous étions arrivés en 1904 relativement au type clinique qu'affectent les névralgies chroniques d'origine périphérique [1], ces conclusions ayant, du reste, été souvent confirmées depuis par l'examen des cas qui sont venus à notre connaissance.

---

[1] Mousseaux. *Etude anatomique et clinique des localisations cancéreuses sur les racines rachidiennes et le système nerveux périphérique.* Thèse de Paris, 1902.

[2] Brissaud et Sicard. Congrès de médecine, Paris 1907.

[1] Verger, *loc. citat.,* p. 51.

A. CARACTÈRES SUBJECTIFS DE LA DOULEUR

Ils peuvent se résumer ainsi : fond de douleur continue se traduisant par des sensations variables d'endolorissement, de fourmillement, ou par une série continue de petits élancements reproduisant comme une miniature des grands paroxysmes, fond sur lequel de temps à autre spontanément ou sous l'influence de causes provocatrices apparaissent des paroxysmes courts sous forme de brûlures ou d'élancements. La douleur continue est fixe, occupe toujours la même place, généralement restreinte, et correspondant souvent, mais pas toujours, au siège de la lésion causale ; les paroxysmes irradient d'un point de départ qui est le centre de la zône douloureuse, dans des directions qui sont toujours les mêmes pour un point de départ donné ; quand le point de départ siège dans la région du maxillaire inférieur, vers l'œil, la tempe et l'oreille ; quand il siège sur le maxillaire supérieur, vers l'œil, l'oreille et la tempe. La douleur irradiée est toujours remontante.

B. TOPOGRAPHIE DES ZÔNES DOULOUREUSES

Deux faits principaux sont à retenir : en premier lieu la zône douloureuse occupe une surface généralement plus restreinte que le territoire d'une branche donnée, maxillaire inférieur ou maxillaire supérieur. En second lieu la douleur occupe le plus souvent (six fois sur huit, dans nos observations) le plan osseux des maxillaires et les téguments de la face. Dans quelques cas cependant elle est exclusivement superficielle et la peau seule est douloureuse.

C. INFLUENCES PROVOCATRICES DES PAROXYSMES

Les paroxysmes douloureux peuvent apparaître spontanément, ce qui est le cas le plus fréquent, et ils sont alors presque exclusivement diurnes. Mais dans ces cas, et dans ceux plus rares ou il n'y a pas de paroxysmes spontanés, l'accès paroxystique peut-être provoqué par une série d'actes qui ont pour caractère commun de nécessiter la contraction de certains muscles de la face ou des mâchoires, la mastication, le

baillement, la parole, ou par les efforts comme dans l'éternuement et le fait de se moucher.

L'action provocatrice du froid est manifeste dans quelques
cas ; elle n'est pas constante Mais le fait capital réside dans
la possibilité de faire naître un paroxysme douloureux par les
frictions ou les pressions exercées au niveau des régions qui
sont le point de départ des douleurs, le plus souvent les gencives, d'autres fois la joue.

D. DOULEUR PROVOQUÉE A LA PRESSION

Dans beaucoup de cas (cinq fois sur huit dans nos observations) la pression aux points d'émergence des nerfs de la
face est douloureuse, non seulement sur ceux qui correspondent à la zône douloureuse, mais quelquefois même sur des
nerfs qui ne sont pas spontanément douloureux. Le signe classique de Valleix n'est donc pas aussi fréquent qu'on le croyait
jusqu'à présent. Par contre il est constant que les zônes cutanées ou muqueuses qui sont le siège de la douleur continue
spontanée soient objectivement douloureuses à la pression. Il
faut distinguer du reste la pression simple qui ne fait qu'aug-
menter la douleur habituelle, *locale*, et la pression énergi-
que ou la friction qui provoquent le paroxysme avec ses douleurs irradiées.

E. SIGNES INCONSTANTS

Dans la moitié de nos observations nous avons noté au niveau des zônes douloureuses de l'hypoesthésie à la piqûre.
D'autre part, il est important de noter l'absence habituelle de
phénomènes spasmodiques du visage, dont on peut cependant retrouver une ébauche dans quelques mouvements de
mâchonnement au moment des paroxysmes et l'intégrité des
réactions pupillaires.

Donc, en somme, les névralgies chroniques périphériques
se présentent avec les caractéristiques suivantes :

1º L'existence d'un endolorissement continu entre les paroxysmes névralgiques, endolorissement siégeant dans une
zône plus limitée que le territoire de distribution du nerf correspondant.

2º La possibilité de faire éclater les paroxysmes par :

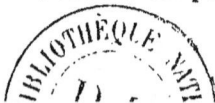

a) La mastication, la parole, le baillement.

b) Les excitations énergiques de la zône douloureuse.

3° L'existence constante de la douleur provoquée par la pression profonde de cette zône.

4° L'existence fréquente de la douleur provoquée par la pression aux points de Valleix.

5° La disparition temporaire de la douleur continue et des paroxysmes consécutive à l'injection de cocaïne loco-dolente.

D. CARACTÈRES EVOLUTIFS, PRONOSTIC

Les névralgies dont nous venons d'esquisser les caractères à leur période d'état sont, nous l'avons dit plus haut, des névralgies chroniques sans tendance à la guérison spontanée, ou tout au moins à évolution très longue. Dans plus de la moitié des cas que nous avons observé le début remontait à plusieurs années. La maladie avait évolué de façon continue sans rémissions complètes, mais avec des alternatives d'agravation et d'amélioration. Le pronostic est donc somme toute assèz sombre, encore que la maladie soit infiniment moins grave que le tic douloureux vrai. En effet, elle ne constitue pas l'horrible torture perpétuelle qu'est ce dernier ; elle n'oblige pas habituellement les malades à cesser complètement leurs occupations ordinaires. La gravité du pronostic provient autant de la résistance de l'affection à la thérapeutique ; celle-ci n'est efficace qu'à la condition d'être réellement pathogénique en s'attaquant directement à la lésion algésiogène pour la modifier ou la supprimer radicalement.

II. NÉVRALGIES FACIALES D'ORIGINE RADICULO-GANGLIONNAIRE

Ce second groupe est moins cohérent que celui des névralgies d'origine périphérique : on peut y ranger deux catégories de faits au premier abord dissemblables et qui sont :

1° Les nevralgies symptomatiques de lesions organiques inflammatoires ou néoplasiques du ganglion de Gasser ou de la racine sensitive du trijumeau.

2° Les névralgies répondant au type clinique de la névralgie épileptiforme de Trousseau, névralgies dont le déterminisme anatomique n'est pas encore connu, mais dont on sait d'une façon certaine que la cause organique doit en être cherchée *au-delà* des extrémités et probablement au-delà des troncs nerveux eux-mêmes.

§ I. Névralgies symptomatiques de lésions néoplasiques ou inflammatoires du ganglion de Gasser et de la racine sensitive du trijumeau.

A. NÉVRALGIES DES NÉOPLASMES

Nous avons eu l'occasion d'observer nous-mêmes un cas de névralgie faciale relevant d'un cancer primitif du ganglion de Gasser (1). De la comparaison faite entre notre observation d'une part et celles rapportées par d'autres auteurs (2), on peut tirer les éléments synthétiques qui suffisent à déterminer un type clinique spécial. Ce sont :

1° Le caractère continu des phénomènes névralgiques. Le malade continue à souffrir dans l'intervalle des paroxysmes ; la douleur continue est représentée le plus souvent par une sensation paresthésique de froid ; les exacerbations, qui étaient qualifiées d' « agonisantes » dans une observation, peuvent s'accompagner de secousses convulsives dans les muscles de la face ; elles sont diurnes et nocturnes.

2° L'exacerbation des douleurs par les excitations périphériques (friction, mastication, déglutition).

3° L'extension de la névralgie dans les domaines des trois branches du trijumeau.

4° L'hypoesthésie très marquée de toute la moitié correspondante de la face.

5° Accessoirement, la paralysie unilatérale des muscles masticateurs.

---

(1) H. VERGER et GRENIER DE CARDENAL. *Loc. cit.*

(2) LITTLE. *Intracranial tumour glioma of the fifth nerve.* Dublin, *Journal of médical science*, 1873, p. 94-96.

KREPUSKA. - *Primares sarcom des ganglions Gasseri. Monatschr* p. *Ohrenh.* Berlin 1898, XXXII, 78-81.

HAGELSTAM. — *Deutsche Zeitschrifft für Nervenheilkunde*, vol. XIII, 205.

TRÉNEL. — Tumeur de la dure-mère et du ganglion de Gasser. *Société anatomique de Paris,* 1899, p. 326.

DERCUM, KEEN AND SPILLER. — *J. of Américan médic. association.* Chicago 1900, vol. XXXIV, p. 1025.

Ces caractères généraux des névralgies symptomatiques des néoplasmes du ganglion se retrouvent dans les névralgies symptomatiques d'une compression radiculo-ganglionnaire par des tumeurs méningées. Nous en avons nous-même publié deux observations dans notre mémoire de 1904. On peut y joindre un cas de compression du ganglion par un endothéliome rapporté par Homen (1).

Quelques auteurs, en particulier Gaumerais, ont nié la névralgie d'origine gassérienne en s'appuyant sur deux cas de Gunsbourg et de Lancereaux où il existait des lésions destructives étendues du ganglion de Gasser sans névralgie. Il paraît vraisemblable que les lésions d'emblée destructives ne soient pas productrices de névralgies. D'autre part, si la lésion est progressivement destructive, il n'est pas impossible que les phénomènes névralgiques ne puissent, à un moment donné, disparaître. Nous avons publié une observations dans laquelle une paralysie atrophique des masticateurs avec anesthésie totale de la moitié correspondante de la face avait été précédée de phénomènes névralgiques (2). C'est seulement, du reste, dans ces cas d'anesthésie complète sans névralgie qu'on voit apparaître la kératite neuro-paralytique. Celle-ci n'existait pas, en effet, dans les observations de névralgies citées plus haut. Dans celle de Little, le malade présentait seulement un ulcère de la cornée.

Ce type de névralgie, dont Lévy ne parle pas dans sa thèse, mérite d'être bien connu parce que sa constatation crée dans une certaine mesure une contre-indication pour l'intervention chirurgicale. La gassérectomie, en pareil cas, se heurterait à des difficultés considérables; et l'extension des lésions dans le voisinage exposerait même, en cas de succès opératoire, à un insuccès thérapeutique. La malade de Dercum Keen et Spiller subit deux interventions sur la loge gassérienne sans aucun résultat.

B. NÉVRALGIES DE LA SYPHILIS TERTIAIRE

Elles constituent, en somme, un cas particulier de la variété précédente. La syphilis, en effet, agit ici par des effets de com-

---

(1) Homen. *Neurologisches Centralblatt*, 1890, p. 385.

(2) H. Verger. Contribution à l'étude des paralysies du trijumeau *Revue neurologique*, 1900, p. 451.

pression des racines du trijumeau ou du ganglion de Gasser, par des gommes ou des méningites en plaques localisées, à la manière des néoplasmes méningés. Cependant, on ne saurait confondre dans une même description clinique les névralgies syphilitiques et les névralgies néoplasiques, parce que les premières comportent un pronostic tout différent de celui des secondes, le traitement mercuriel intensif pouvant les guérir radicalement aussi bien que les autres manifestations de la syphilis tertiaire encéphalique. Les auteurs qui ont étudié ces névralgies syphilitiques tertiaires, les mêmes du reste qui ont fait l'étude des névralgies secondaires (voir page 12), s'accordent à leur reconnaître les caractères que nous avons décrit plus haut comme propres aux névralgies néoplasiques. Mais le diagnostic de la nature syphilitique peut être établi par les caractères généraux des manifestations de la syphilis tertiaire encéphalique. Ces caractères sont les suivants :

1° Le syndrome névralgique n'est pas isolé. Il se complique toujours du symptôme le plus caractéristique de la syphilis encéphalique, la céphalée nocturne. Souvent, en outre, des lésions sont multiples, et, à côté des symptômes de compression des racines motrice et sensitive de la cinquième paire, on trouve des signes révélant la compression d'autres paires crâniennes, surtout la IIIᵉ, la VIᵉ, la VIIᵉ et la VIIIᵉ, soit des paralysies oculaires et faciales et des troubles auditifs et de l'équilibration. Le même fait peut, du reste, se produire dans les névralgies néoplasiques, mais l'analyse des symptômes de compression montre presque toujours que celle-ci s'étend alors sur une zone plus restreinte.

2° La névralgie syphilitique coïncidant avec la céphalée participe des caractères évolutifs de celle-ci ; elle est diurne et nocturne, mais son intensité augmente considérablement la nuit.

3° Les éruptions zostériennes sont aussi fréquentes. Un certain nombre de cas étiquetés zônas ophtalmiques seraient d'origine syphilitique (Ravaud).

4° Enfin, la constatation de lymphocytes nombreux dans le liquide céphalo-rachidien, recueilli par ponction lombaire, constitue en faveur de l'origine syphilitique non pas une preuve absolue, mais une forte présomption que viendra confirmer le résultat du traitement spécifique.

C. NÉVRALGIES DES TABÉTIQUES

Elles ont été décrites par Pierret (1), dont les auteurs suivants n'ont guère fait que reproduire le texte. Symptôme de début du tabes, pouvant en constituer le premier signe dont le malade vient à se plaindre, elles se montrent sous deux formes : le *type fulgurant*, qui n'est probablement que l'équivalent clinique au visage des douleurs fulgurantes des membres, et le *type continu*, le plus fréquent, qui constitue la véritable névralgie tabétique. Celle-ci, d'après Pierret et d'après Lévy, qui en rapporte une observation originale dans sa thèse, rappelle les deux variétés précédentes dont elle se rapproche pathogéniquement, étant la traduction d'une localisation tabétique sur la racine sensitive du trijumeau. On y retrouve, en effet, la douleur continue, limitée à la région sus orbitaire ou étendue à toute une moitié de la face, entrecoupée de paroxysmes spontanés, et les troubles objectifs de la sensibilité cutanée, hyperesthésie ou, au contraire, hypoesthésie pouvant aller à l'anesthésie complète. L'existence d'antécédents syphilitiques et la lymphocytose constante du liquide céphalorachidien pourraient facilement faire croire à une névralgie syphilitique vraie. Mais deux symptômes importants permettent le diagnostic différentiel ; d'une part, l'absence de la paralysie des masticateurs, qui est à peu près constante dans la névralgie syphilitique tertiaire, et, d'autre part, la mise en évidence par l'observateur prévenu de stigmates tabétiques, signes d'Argyll Robertson, de Romberg, de Westphal, etc. Une monographie complète devrait comprendre dans ce groupe l'étude détaillée des névralgies faciales symptomatiques de la sclérose en plaque et du syndrome bulbo-protubérantiel de Bonnier. Les documents ne sont pas assez détaillés encore, mais tout porte à croire qu'elles se rapprochent du type que nous venons de retrouver, avec quelques variantes extrinsèques, dans les trois variétés qui viennent d'être étudiées et qui est, par conséquent, caractéristique des névralgies d'origine radiculo-ganglionaire. Le symptôme capital de ce type est constitué par l'existence de troubles objectifs de la sensibilité. L'anesthésie paradoxale suffit ici à déceler le ca-

---

(1) PIERRET, *Essai sur les symptômes céphaliques du tabès dorsalis.* Th. de Paris, 1876.

ractère symptômatique et rapproche cette névralgie faciale
des autres types de névralgies symptômatiques que nous étu-
dierons dans d'autres territoires nerveux.

§ 2. — Névralgie épileptiforme, tic douloureux de Trousseau.

On a vu plus haut comment Trousseau, en séparant cette
variété des autres névralgies faciales, lui avait assigné deux
signes essentiels : son caractère paroxystique et son incurabilité. Ce dernier caractère est celui qui, dans la suite, a le
plus frappé les cliniciens et les a conduits à englober dans
la dénomination générale de tic douloureux un grand nombre de névralgies rebelles, mais qui se montraient par ailleurs
différentes au double point de vue pathogénique et symptômatique. On a pu parler ainsi de tics douloureux d'origine
dentaire, ophtalmique nasale, etc. Nous avons montré qu'il
s'agissait là de névralgies d'origine périphérique à symptomatologie spéciale, et nous pensons qu'il convient de réserver le
nom de tic douloureux à la maladie décrite par Trousseau, ce
terme devenant dans la pratique l'équivalent de celui de névralgie épileptiforme. Ce dernier terme mérite lui aussi d'être
conservé, encore qu'il paraisse consacrer une interprétation
pathogenique dont la fausseté est aujourd'hui pleinement démontrée, parce qu'il rend d'une façon saisissante le caractère
essentiellement paroxystique de l'affection.

Il paraît bien que c'est à cette variété que Brissaud et Sicard
ont voulu appliquer la dénomination de névralgie faciale essentielle (1) et avec raison. Il s'agit, en effet, d'une névralgie
faciale qui se présente avec non seulement une symptomatologie tout à fait spéciale, mais aussi dans certaines conditions
d'âge qui lui sont propres, indépendamment de toute cause
algésiogène périphérique vérifiable, et qui parcourt une évolution caractéristique, justifiant ainsi pleinement le terme
d' « essentielle ».

La pathogénie reste obscure. On a invoqué tour à tour la
névrite et les lésions du ganglion de Gasser. Mais, d'une part,
si des lésions névritiques ont été rencontrées dans des tron-
çons de nerf névrectomisés, il ne paraît pas que ces lésions

---

(1) Brissaud et Sicard. Traitement des névralgies du trijumeau par
les injections profondes d'alcool. *Revue neurologique*, 1907, p. 1157.

banales soient suffisantes à expliquer une symptômatologie toute particulière et qui ne correspond en rien à ce que nous connaissons de la pathologie des névrites en d'autres territoires. La notion de la névrite ascendante infectieuse à point de départ dentaire n'a jamais été sérieusement démontrée. Sicard, dans son rapport du Congrès de Rennes, en 1905, n'y fit qu'une allusion timide et dubitative (1). D'autre part, si les lésions gassériennes, trouvées à la suite des gasserectomies, lésions interstitielles ou lésions cellulaires de chromatolyse, ont permis à Fœdor Krause (2), en 1896, de conclure à l'origine du tic douloureux dans une inflammation primitive ou secondaire du ganglion, théorie acceptée par Ballet (3) nous voyons, en 1901, Sidney Schwab, après avoir réuni la relation de près de deux cents examens du ganglion de Gasser, se demander si les lésions, somme toutes minimes, qu'on a constatées, ne sont pas le plus souvent un effet des névrectomies multiples subies par les malades avant la gasserectomie (4). Nous avons nous-mêmes examiné un ganglion de Gasser extirpé par le professeur Demons ; nous y avons trouvé de la sclérose légère et des altérations cellulaires (pigment jaune) que l'âge du malade suffirait peut-être à expliquer, lésions légères en tous cas et hors de proportion avec l'effet produit (5). On verra, du reste, combien le tic douloureux diffère des névralgies gassériennes décrites dans le chapitre précédent. La théorie de Dana, qni invoque comme principal facteur pathogénique l'artérite oblitérante des *vasa nervorum*, en se basant sur ces deux faits que l'âge du tic douloureux est celui de l'artérite chronique, et que les deux branches inférieures du maxillaire qui dépendent d'un même territoire vasculaire sont presque toujours atteintes à l'exclusion de la branche ophtalmique irriguee par des artères particulières, ne paraît pas non plus avoir emporté la conviction définitive (6).

---

(1) Sicard. La Névrite ascendante. Congrès des neurologistes, Rennes 1905.

(2) Fœdor Krause. *Die Neuralgie des Trigeminus*, Leipzig 1896.

(3) G. Ballet. La névralgie faciale épileptiforme. *Bulletin Médical*, 1899, p. 299.

(4) Sidney Schwab. *The pathology of trigeminal Neuralgia illustrated by the microscopic examination of two gasserian ganglia. Annals of Surgery*, juin 1901, p. 696

(5) Verger, loc. cit. Obs. xviii.

(6) Dana. Anatomie pathologique du tic douloureux. New-York, *Neurological Society*, 2 décembre 1890; *J. of nervous and mental diseases*, 1891, p. 54.

Bref, la question reste à l'étude, mais nous avons montré que, quelque théorie qu'on adopte, l'origine péripbérique ne saurait être invoquée ; la névralgie épileptiforme est rebelle à l'action des injections de cocaïne, *loco dolente*, et, pour cette raison, nous la plaçons parmi les névralgies d'origine radiculo-ganglionnaire, sans préjuger autrement de sa pathogénie.

La névralgie épileptiforme est une maladie des gens âgés, rare avant quarante ans, apparaissant de préférence chez des arthritiques antérieurement sujets aux migraines. Après Dana (1), Lévy a particulièrement insisté sur les relations qui unissent les migraines au tic douloureux ; ces deux affections peuvent exister chez le même sujet, ce qui est assez rare, ou au contraire la migraine précède pendant de longues années le tic douloureux et disparaît dès que se montrent les premières manifestations de celui-ci. Il n'entre pas dans notre cadre d'étudier longuement cette question, mais le développement de l'affection qui nous occupe chez des arthritiques migraineux, dans la majorité des cas, mérite d'être retenu comme un caractère important.

Les caractéristiques cliniques du tic douloureux que nous avions données en 1904 ont été reproduites intégralement par Lévy. On peu les décrire ainsi.

A. DESCRIPTION DU PAROXYSME

La douleur du tic douloureux apparait brusquement et atteint d'emblée sa plus haute intensité. Elle naît, en général, d'un point assez limité qui s'est trouvé dans presque toutes nos observations au voisinage de la commissure labiale, dans les parties molles de la face. Lévy signale comme point de départ dans certains cas les maxillaires, et suivant que la névralgie atteint les parties molles ou les parties osseuses ensemble ou séparément, il distingue trois variétés qui seraient par ailleurs en rapport étiologique avec des tempéraments spéciaux. C'est ainsi qu'il décrit :

a) La névralgie des arthritiques, affectant surtout les parties osseuses ;

---

(1) DANA. *Natural history of tic douloureux with remarks on treatment. J. of american med. association* March 1900, p. 1100.

b) La névralgie des neuro-arthritiques, affectant simul-
tanément les parties molles et les parties osseuses ; c'est le
type le plus fréquemment observé chez les migraineux ;

c) La névralgie des nerveux, qui est surtout une névralgie des parties molles.

La distinction de ces variétés est évidemment subtile, surtout en ce qui concerne leur caractéristique étiologique. Nous
n'avons pas eu du tout l'occasion de la vérifier.

Quoiqu'il en soit, la douleur irradie à peu près dans toute
la face, atteignant souvent l'œil et la langue, sans suivre particulièrement le trajet d'un rameau connu. Pendant la période
paroxystique on voit apparaître des phénomènes accessoires
qui, s'ils ne sont pas absolument propres à cette variété de
névralgie, s'y rencontrent du moins avec une fréquence
incomparablement plus grande que dans toutes les autres,
les *spasmes du visage* qui ont valu à l'affection le nom de
tic douloureux. Ces spasmes peuvent être *toniques ;* la face se
fige dans une expression toujours la même tant que dure la
crise, et chose curieuse, cette expression de physionomie est
plus souvent celle de l'étonnement que celle de la douleur, en
ce sens que la face reste immobile, les yeux grands ouverts.
Le plus souvent il s'agit de *spasmes cloniques*, mouvements
de mâchonnement lent, ou grimaces plus ou moins marquées.
Dans les deux cas, du reste, le malade qui pousse de petits
gémissements étouffés porte les mains sur la moitié du visage
qui est le siège de la douleur, se contentant parfois de com-
primer la face, la frottant d'autres fois avec énergie au point
d'amener à la longue un véritable état psoriariforme de la
peau. La salivation, l'epiphora, la rougeur de la moitié douloureuse du visage peuvent s'observer plus rarement. Pendant
l'accès paroxystique, les pupiles ne se dilatent pas.

La durée d'un paroxysme est courte Nous l'avons trouvée
oscillant entre un minimum de dix secondes et un maximum
de trois minutes. La douleur cesse brusquement, le malade
écarte ses mains, relève la tête et affirme qu'il ne ressent plus
rien. — Il ne souffrira plus jusqu'au paroxysme suivant.

B. MODE DE SUCCESSION DES PAROXYSMES

Le mode de succession des paroxysmes varie suivant les
malades. Tantôt ils reviennent à intervalles fixes de quelques
minutes ou de quelques heures, avec une régularité désespé-

rante, tantôt ils se groupent en attaques de durée variable, pendant lesquelles ils se suivent à courts intervalles, les attaques successives étant elles-mêmes séparées par des intervalles assez longs. Quelques malades n'ont pour ainsi dire pas spontanément de paroxysmes ; ceux-ci n'apparaissent qu'à l'occasion des causes qui vont être énumérées.

C. CAUSES PROVOCATRICES DES PAROXYSMES

Un certain nombre d'actions peuvent, en effet, provoquer des paroxysmes, en dehors de leur apparition spontanée. Ce sont surtout la mastication, la conversation soutenue, plus rarement l'ingestion de boissons trop chaudes ou trop froides. Par contre, les excitations portées artificiellement sur la région qui est le point de départ de la douleur névralgique restent sans effet le plus habituellement. Tout au moins il est remarquable de constater que les diverses excitations, frictions ou pression, restent sans aucun effet dans les premiers moments qui suivent un paroxysme, au lieu qu'ils peuvent, après un certain temps, faire éclater prématurément une nouvelle crise. Il y a donc, après chaque crise, une période d'inexcitabilité qui n'existe pas dans les névralgies de cause périphérique à douleur continue. Les malades, du reste, le savent fort bien, et on les voit se dépêcher de manger et de boire sitôt un paroxysme passé, s'efforçant d'employer au mieux le temps assez court pendant lequel ces actions seront inoffensives.

D. EXAMEN OBJECTIF DU VISAGE

L'examen objectif du visage donne ordinairement des résultats négatifs. La douleur provoquée par la pression aux points de Valleix manque, d'après nos observations personnelles, dans 80 % des cas. Il n'y a non plus jamais d'hypoesthésie ou d'hyperesthésie cutanée. L'examen de la bouche révèle presque toujours des lésions dentaires, mais on est d'autant moins porté à leur attacher de l'importance que les crises paroxystiques ont très rarement un point de départ gingival. L'âge des malades suffit le plus souvent à en donner une explication. Certains sont de vrais édentés, ce qui tient à ce que dès le début de leur affection, ils se sont fait arracher successivement d'abord les dents malades, et ensuite les dents saines.

Un seul signe est caractéristique de l'affection, mais c'en est un effet et non une cause : les dents du côté malade, saines ou cariées, sont généralement recouvertes d'une épaisse couche de tartre.

Nous avons des premiers signalé l'immobilité de la pupille au cours des paroxysmes. Il faut noter que dans la moitié des cas, en dehors de toute autre affection du système nerveux central, nous avons noté, dans les intervalles indolores inter-paroxystiques, l'absence du réflexe mydriatique à la douleur.

Enfin l'examen objectif dévoile deux symptômes de première importance. L'un est constant et consiste dans l'inefficacité complète de la cocaïne *loco-dolente*. Le second a été signalé plusieurs fois et prend une grande importance pour la démonstration de l'origine centrale : c'est la lymphocytose du liquide céphalo-rachidien constatée, en dehors de la syphilis bien entendu, par Pitres (1) et Sicard (2) dans des cas de névralgie centrale typique.

D. CARACTÈRES ÉVOLUTIFS ET PRONOSTIC

Autant que par ses symptômes subjectifs, la névralgie épileptiforme est caractérisée par son évolution qui peut se traduire par cette formule : Début brusque par un paroxysme douloureux survenant le plus souvent en pleine santé entre quarante et soixante ans ; périodes douloureuses de quelques semaines ou de quelques mois séparées par des accalmies spontanées plus ou moins longues, pouvant atteindre une année ; puis établissement d'une véritable période d'état, caractérisée par des paroxysmes brefs que séparent des intervalles de quelques minutes ou de quelques heures absolument indolores, période d'état dont la durée est pratiquement indéfinie.

Le pronostic est donc fort grave, parce que l'affection est une des plus douloureuses qui soient, qu'elle n'a aucune ten-

---

(1) Pitres. Lymphocytose du liquide céphalo-rachidien dans trois cas de névralgie du trijumeau. Réunion biologique de Bordeaux, 2 février 1904, in-C. R. de la *Société de biologie* 1904, page 270.

(2) Sicard. Névralgie du trijumeau et ponction lombaire, *Société de biologie*, 27 février 1904, p. 357.

dance à guérir spontanément et qu'elle est des plus rebelles à la thérapeutique.

En résumé, la névralgie épileptiforme peut se différencier des autres variétés par les caractères suivants, qui en font une espèce absolument à part.

1° Une évolution longue, par étapes, avec des accalmies qui peuvent être très prolongées.

2° La manifestation intermittente des douleurs, sous forme de paroxysmes brefs, apparaissant et disparaissant subitement et séparés par des intervalles d'indolence complète.

3° L'absence habituelle de véritable zône douloureuse, la douleur paroxystique irradiant autour d'un point de départ très limité.

4° L'influence provocatrice habituelle des mouvements de mastication, de déglutition et de phonation, et de l'ingestion des boissons trop chaudes ou trop froides.

6° L'impossibilité habituelle de provoquer les paroxysmes par les irritations périphériques, impossibilité permanente ou n'existant que pendant la période post-paroxystique.

6° L'absence de douleur à la pression des points de Valleix.

7° L'absence de troubles par défaut de la sensibilité objective.

8° L'existence de phénomènes spasmodiques toniques ou cloniques, au cours des paroxysmes.

9° L'inefficacité complète de la cocaïne loco-dolente.

III. NÉVRALGIES FACIALES D'ORIGINE CENTRALE

§ 1. — Névralgies faciales hystériques.

Il est entendu que l'hystérie peut simuler toutes les maladies organiques, et elle ne manque point à cette règle en ce qui concerne la névralgie faciale.

1° Dans la première forme il s'agit d'accès névralgiques intermittents paroxystiques qui constituent de véritables équivalents cliniques de l'attaque convulsive. Ils ont été étudiés par Gillesde la Tourette, qui leur a assignés les caractères suivants : existence d'une *aura* précédant l'attaque, longue durée des paroxysmes (plusieurs heures), leur terminaison fréquente par une crise convulsive, leur fréquence relativement mi-

nime (1). Le diagnostic en est relativement facile par l'existence d'autres symptômes hystériques coïncidant ou
alternant avec les paroxysmes névralgiques. Cette forme
paraît du reste rare.

2° Nous avons rapporté deux observations de névralgies
faciales de nature hystérique, constituant non pas un symptôme paroxystique, mais un symptôme continu accidentelle-
ment greffé sur un fonds hystérique, à la manière d'un syndrôme pseudo-méningitique ou d'une paralysie permanente (1). Ce sont donc, si l'on veut, des pseudo-névralgies
faciles à différencier des névralgies organiques par les signes
suivants :

(a) Au point de vue topographique, elles affectent des zônes
plus vastes et plus mal délimitées que les névralgies ordinaires.

(b) Au point de vue de l'examen objectif de la face, elles
paraissent indépendantes des excitations extérieures.

(c) Leur évolution, comme leur naissance et leur disparition, sont très sensiblement influencées par des causes mo-
rales.

(d) Elles s'accompagnent de stigmates hystériques ou se
montrent sur un terrain franchement hystérique. Nous
avons montré d'autre part qu'en pareil cas l'injection de
cocaïne *loco dolente* pouvait amener la guérison définitive.
Ces pseudo-névralgies faciales sont intéressantes à connaître,
mais elles n'offrent qu'une importance pratique assez minime
parce qu'elles se voient rarement et que leur pronostic est
toujours favorable.

§ 4. — Névralgies faciales épileptiques.

De même que l'hystérie, mais aussi rarement, plus encore
peut-être, le mal comitial peut se traduire par des paroxsmes
à forme de névralgie faciale, représentant une des modalités
du petit mal. Le fait en lui-même ne paraît pas contestable,
mais il convient de bien s'entendre sur la valeur du terme
épileptique appliqué à une névralgie faciale. En effet, le qua-

---

(1) GILLES DE LA TOURETTE. Note sur quelques paroxysmes hystériques peu connus. Attaques à forme de névralgie faciale. *Progrès médical*, 1891, n° 31.

(1) VERGER. *Revue de Médecine*, 1904, loc. citat.

lificatif épileptiforme donné par Trousseau à la variété de
névralgie qui a été étudiée au chapitre précédent peut
donner lieu à une confusion regrettable. On a vu que
cette variété de névralgie n'avait rien à voir avec le mal
comitial à aucun point de vue, et que l'épithète épileptiforme
méritait seulement d'être conservée parce qu'elle rendait de
façon saisissante le caractère paroxystique de la maladie.
Cette démonstration est à la vérité postérieure à Trousseau,
mais celui-ci, tout en pensant à une origine épileptique possible, avait fait cependant de prudentes réserves que l'avenir
a parfaitement justifiées. Quelques auteurs ont rapporté depuis lors des observations dans lesquelles des accès paroxystiques de tic douloureux paraissaient constituer des manifestations comitiales, en raison de leur apparition chez des
malades présentant par ailleurs des manifestations convulsives typiques alternant avec ces paroxysmes névralgiques,
et de la disparition simultanée des deux ordres de crises par
un traitement bromuré intensif. Ce sont Ch. Féré (1) et
Forni (2). On voit dans leurs observations que les accès
paroxystiques se présentent avec les mêmes caractères que
ceux de la névralgie faciale essentielle : douleurs subites en
« coups de fusil », irradiation dans toute la moitié de la face,
mouvements spasmodiques, influence de la mastication et
des efforts, tout s'y retrouve. Le malade de Féré présentait en
outre, pendant le paroxysme, des phénomènes vaso-moteurs
curieux, consistant dans l'apparition sur la moitié douloureuse du visage d'une multitude de petits points rouges, qui
s'étendaient ensuite jusqu'à se confondre en une rougeur uni-
forme. Il n'est donc pas possible de trouver un élément de
diagnostic dans les caractères du paroxysme lui-même ; c'est
surtout dans les caractères extrinsèques qu'on trouvera l'in-
dication nécessaire. L'hérédité n'a plus en matière comitiale
l'importance qu'on lui attribuait il y a seulement quelques
années. Cependant, quand elle est positive, comme pour le
sujet de Féré dont la mère était elle-même épileptique, on
conçoit qu'il faille en tenir grand compte. A côté de ce premier caractère, Trousseau demandait comme second crité-

---

(1) Féré. Névralgie épileptiforme de la face. — *Revue de Médecine*,
1892.

(2) Forni. Tic douloureux de la face chez des épileptiques. — *Bull.
del. policl. gen. di Torino*. Mars, avril 1898. — *Revue Neurologique*,
1898, p. 650.

rium de la nature épileptique l'obnubilation intellectuelle post paroxystique, qui ne saurait avoir une valeur probante. C'est surtout l'alternance des paroxysmes névralgiques avec des crises convulsives typiques qui pourra donner l'éveil, conduire à la thérapeutique appropriée, c'est-à-dire au traitement par le bromure de potassium.

NOTE ADDITIONNELLE

SUR

les Névralgies des plexus de la face

Dans sa thèse, Lévy, à côté des névralgies de la face d'origine proprement trigémellaire, décrit ce qu'il appelle la névralgie des plexus de la face, entendant par là les névralgies qui résulteraient de l'irritation des plexus formés par l'intrication des terminaisons de la cinquième et de la septième paire. Cette conception est basée sur deux ordres de faits. Les premiers sont des faits anatomiques et expérimentaux, aujourd'hui incontestés, qui montrent que le nerf facial contient des fibres sensitives provenant par récurrence des fibres du trijumeau qui forment des plexus avec les rameaux terminaux du facial. Les seconds sont des faits cliniques. Ce sont ceux-là que nous devons examiner seulement. L'auteur distingue dans ces observations deux variétés : les névralgies des plexus proprement dites qui ne sont autres que ce que Verneuil décrivait sous le nom de névralgies traumatiques secondaires précoces (1), névralgies consécutives à des plaies infectées de la face, et les névralgies du nerf facial avec ou sans paralysie motrice. Nous devons avouer que la lecture attentive des observations du premier groupe a été absolument impuissante à nous faire comprendre pour quelle raison l'auteur voulait en faire une variété distincte des vulgaires névralgies de la cinquième paire, névralgies que nous dirions dans le cas particulier d'origine périphérique. Rien n'y démontre la participation du facial. Quand aux névralgies du nerf facial, les observations en sont encore moins démonstratives. Pour la névralgie du facial sans paralysie, on trouve une seule observation

_____

(1) VERNEUIL. _Archives générales de médecine._ Novembre et décembre 1874, p. 528-669.

de Jaquet (Société médicale des hôpitaux 1899) dans laquelle le diagnostic est basé seulement sur la localisation des points douloureux à la pression, points douloureux qui correspondent à peu près aux branches de distribution du facial. L'argument est à coup sûr de peu d'importance, étant donné ce qui a été dit plus haut touchant l'existence dans certaines névralgies d'origine périphérique de zones cutanées étendues dans lesquelles la pression est douloureuse, zones qui correspondent forcément en quelque manière à un rameau du facial par suite de la disposition en éventail de ces rameaux. L'existence de douleurs névralgiques précédant, accompagnant ou suivant une paralysie faciale a frigore vulgaire n'est pas non plus une preuve de l'existence d'une névralgie propre à la cinquième paire. Elle prouve simplement que la même cause peut produire une paralysie du facial et une névralgie de la face, névralgie qui n'aurait du reste aucun caractère spécial, de même qu'il n'est pas absolument rare de voir la paralysie faciale coïncider avec des zônas de la face et du cou.

Pour ces raisons, il ne nous semble pas qu'on puisse admettre ni pathogéniquement, ni surtout cliniquement, une espèce particulière de névralgie faciale, limitée soit aux plexus terminaux de la cinquième et de la septième paire, soit à cette septième paire seule.

NÉVRALGIES THORACIQUES

Il n'y a pas eu jusqu'à ces dernières années de tentative sérieuse de classification des divers syndromes douloureux de la paroi thoracique qui restent en pratique confondus sous le terme général de névralgie intercostale.

Les traités didactiques, tout en élargissant considérablement les données étiologiques des premiers auteurs, continuent à décrire une névralgie intercostale, type parfaitement schématique dont la clinique journalière se charge amplement de démontrer qu'il ne s'applique que très imparfaitement à la variété et à l'hétérogénéité manifestes des douleurs névralgiques qui ont leur siège sur la paroi thoracique. Les deux caractères principaux assignés à cette affection par Valleix et partout reproduits, qui sont d'une part la localisation de la douleur spontanée le long du trajet d'un ou de plusieurs nerfs intercostaux, trajet particulièrement facile à repérer ; et, d'autre part, la possibilité de provoquer la sensation douloureuse spéciale par la pression aux points d'émergence des rameaux perforants, ne se retrouvent nettement que dans un très petit nombre de cas. Il est donc particulièrement intéressant de refaire, pour les névralgies du thorax, le même travail de classement qui vient d'être fait pour les névralgies faciales. -- Nous en puiserons les éléments dans la thèse entreprise en 1905 sur nos conseils par un élève du professeur Pitres, le Dr Boutin (1).

Cet auteur s'est servi des effets analgésiants de la cocaïne pour déterminer un premier point de départ à sa classification suivant les données exposées dans le travail de M. le professeur Pitres. Nous nous y rangerons, principalement par suite de l'utilité manifeste au point de vue des indications thérapeutiques, de pouvoir reconnaître cliniquement le point de départ d'une névralgie donnée et nous distinguerons comme nous l'avons fait pour les névralgies de la face des névralgies

---

(1) G. BOUTIN. *Etude clinique et essai de classification des névralgies intercostales.* Th. de Bordeaux, 26 mai 1905.

d'origine périphérique et des névralgies d'origine radiculo-
ganglionnaire.

I. NÉVRALGIES THORACIQUES D'ORIGINE
PÉRIPHÉRIQUE

Ce sont celles qui ont leur source dans une irritation directe
des extrémités périphériques des nerfs intercostaux et leur
type le plus net est la névralgie symptomatique des lésions
tuberculeuses du poumon, la plus fréquente de toutes au dire
des auteurs, ou des tumeurs cancéreuses de la mamelle.
Mais dans un bon nombre de cas connus depuis fort longtemps, l'origine de la névralgie paraît se trouver dans un organe plus éloigné, le plus souvent un organe de l'abdomen,
et cette relation paraît ressortir de la disparition des douleurs
névralgiques suivant la disparition ou l'atténuation des phénomènes morbides du côté de l'organe considéré. On les
appelle communément névralgies réflexes. On verra que la
symptomatologie de ces deux variétés ne se confond pas et
qu'on peut leur décrire des caractères cliniques distinctifs.

L'un et l'autre groupe comprennent des névralgies sinon
tout à fait chroniques, du moins subaiguës ou procédant par
poussées successives avec des accalmies. Existe-t-il au thorax
des névralgies aiguës présentant de l'analogie clinique avec
les névralgies aiguës prémonitoires de la carie dentaire, des
sinusites de la face ou de l'herpes névralgique de la cornée.
La question avec quelques réserves paraît pouvoir se résou-
dre par la négative. Il faut en effet écarter de notre cadre le
« point de côté » des affections aiguës du poumon, de la plèvre,
qui est une douleur fixée en un point, permanente, dont le siège
paraît être profond, tous caractères qui la distinguent des
névralgies thoraciques qui sont des douleurs superficielles.
On ne saurait non plus, au moins dans l'état d'incertitude de
nos connaissances sur ce point, considérer comme des névralgies les syndromes douloureux, vagues dans leur siège et dans
leur aspect clinique qu'on appelle pleurodynie, rhumatisme
des muscles de la paroi, et qui sont quelquefois étiquetés à
tort névralgies intercostales *a frigore*. Nous nous en tien-
drons donc à l'étude des variétés énumérées plus haut, qui
sont unanimement considérées comme de vraies névralgies.

§ 1. Névralgies d'origine périphérique liées à des névrites intercostales.

Ce type de névralgies est surtout fréquent chez les tuberculeux. Sur six observations rapportées dans la thèse de Boutin, trois concernent des malades porteurs de lésions tuberculeuses nettes du poumon ou de la plèvre, et, dans un autre cas, on peut suspecter une tuberculose au début. En ce qui concerne les névralgies des tuberculeux, l'origine névritique ressort des recherches anatomo-pathologiques qui ont été faites sur ce point et qui montrent dans les nerfs intercostaux un des sièges de prédilection de la névrite, puisque Carrière la rencontre chez 26 °/₀ de ses malades (1).

D'un autre côté, les caractères cliniques, en particulier l'existence de troubles objectifs de la sensibilité cutanée, plaident en faveur de cette origine, même dans les cas où la tuberculose ne paraît pas en cause et où l'étiologie se réduit à une infection ou une intoxication qui restent le plus souvent indéterminées.

Ces névralgies ont les caractéristiques suivantes :

A. — Leur *topographie* n'est pas, généralement, en rapport exact avec le territoire d'innervation d'un ou de plusieurs nerfs intercostaux. Il existe une ou plusieurs zônes de dimensions souvent restreintes en largeur, occupant en hauteur soit un, soit plusieurs espaces intercostaux. M. Boutin a trouvé les sièges suivants : rebord costal gauche un peu en avant de la ligne mamelonnaire, partie moyenne du huitième espace intercostal, rebord inférieur de la 7ᵉ côte sur la ligne mamelonnaire, fosse sus épineuse du côté droit, partie postérieure du 5ᵉ espace. Cette zone est le siège de la douleur permanente et le point de départ des irradiations qui sont très variables comme direction et ne suivent que rarement l'espace intercostal. On les voit plutôt se diriger soit en haut, soit en bas. La pression y est toujours douloureuse. Par contre, *elle est presque toujours nettement hypoesthésique à la*

---

(1) CARRIÈRE. *Troubles nerveux périphériques dans la tuberculose pulmonaire.* Th. de Bordeaux, 1894-95.

piqûre et les limites de l'hypoesthésie sont plus étendues que celles de la région douloureuse à la pression.

B. — *Les caractères de la douleur spontanée.* — Celle-ci est continue sous la forme de picotements, de fourmillements, de gêne profonde indéfinissable. Elle est plus vive la nuit que le jour. Les exacerbations avec élancements et irradiations dans les régions voisines, se produisent à l'occasion de la toux, des grands mouvements respiratoires, des mouvements du tronc ou des membres supérieurs.

C. — L'absence des points classiques de Valleix au point d'émergence des rameaux perforants en dehors de la zone douloureuse.

D. — La cessation passagère des douleurs par l'injection de *cocaïne coco dolente.*

§ 2. Névralgies d'origine périphérique liées à des troubles viscéraux. Névralgies dites reflexes.

Ce groupe, surtout étudié en ce qui concerne les névralgies intercostales, comprend des cas dont on rencontre peu les analogues dans les autres névralgies.

L'existence de névralgies dites réflexes, c'est-à-dire ayant leur origine dans une lésion des organes viscéraux, sans que les filets nerveux périphériques ou les racines rachidiennes présentent aucune lésion anatomique appréciable, ne peut être mise en doute ; les variations d'intensité des douleurs en fonction des variations dans l'état de l'organe considère d'une part et de l'autre la disparition définitive de ces mêmes douleurs, liée à la guérison de l'affection viscérale, sont des faits acceptés par tous les auteurs qui ont étudié les névralgies intercostales.

Leur interprétation pathogénique est plus délicate : le qualificatif « réflexe », tel qu'il est employé en pathologie, a bien souvent un sens assez vague et s'applique à des faits disparates. Ici, il existe une théorie plus précise qui a eu son heure de grande vogue et qui n'est point, à l'heure actuelle, absolument infirmée. C'est celle qui résulte des travaux de Ross (1), de Mackensie (2) et surtout de Head (3).

D'après ce dernier auteur, dans les lésions viscérales il existe des zones cutanées qui sont le siège de douleurs spontanées et d'hypéralgésie, zones dont la topographie reste sensiblement constante pour un organe donné et qui correspondent à des zones d'innervation radiculaire. Il admet que la douleur est réfléchie dans la zone d'innervation du segment de moelle, où aboutissent les filets sympathiques provenant de l'organe considéré ; chaque organe splanchnique aurait ainsi, par l'intermédiaire d'un arc réflexe, une véritable zone de projection cutanée. Comme on le verra, les résultats obtenus, depuis touchant la topographie des douleurs névralgiques d'origine viscérale, ne sont pas toujours en correspondance avec les zones de Head ; elle est souvent variable d'un sujet à l'autre, et quelquefois chez le même sujet. En sorte que si on peut retenir, dans une certaine mesure, la thèse segmentaire de Head qui parait s'appliquer à quelques cas, il en est d'autres ou on peut songer, avec une grande apparence de raison, à l'existence de névralgies analogues aux pseudo névralgies neurasthéniques dont elles partagent, du reste, les principaux caractères. Quoiqu'il en soit, les névralgies dites réflexes ont été étudiées surtout dans les affections de l'estomac (4), de l'intestin (5), dans celles de l'utérus et de ses annexes (6).

Boutin a montré que si leur origine dans un viscère donné pouvait, dans une certaine mesure, commander pour ces névralgies une topographie spéciale, en revanche elles se présentaient quelle que fut cette origine avec des caractères

---

(1) J. Ross. *On the segmental distribution of sensory disorders.* Brain, january 1888.

(2) Mackensie. *Medical chronichles. august 1892 some points bearing on the association of sensory disorders and visceral disease.* Brain, 1893, page 321.

(3) Head. *On disturbances of sensation with especial reference to the pain of visceral disease.* Brain, 1893, p. 1.

(4) Chantemesse et Le Noir. *Névralgie* bi-latérale et dilatation de l'estomac, *Archives gen de médecine*, juillet 1885.

(5) Feuillet. *Névralgie intercostale d'origine gastro-colique.* Th. de Paris 1902.

(6) Bassereau. *Essai sur la névralgie des nerfs intercostaux.* Th. de Paris 1840.

Villain. *Névralgies à distance dans les affections utérines.* Th. de Paris 1894-95.

généraux identiques qui permettent de les distinguer des névralgies liées à des névrites périphériques ; ce sont :

A. *Les caractères de la douleur.* Elle est diffuse et sourde,
permanente, constituant un endolorissement plutôt qu'une
douleur aiguë ; elle n'est pas influencée ou fort peu par les
mouvements respiratoires, elle est essentiellement diurne.

B. Les symptômes objectifs : il n'y a jamais d'anesthésie ni
d'hypoesthésie, la pression au point douloureux n'éveille que
peu ou pas de douleur, quelquefois il existe de l'hypéralgésie
à la piqûre.

C. L'inactivité des injections de cocaïne *loco-dolente* qui ne
diminuent que très peu ou pas du tout la douleur spontanée.

Les caractères spéciaux des différentes névralgies reflexes
sont surtout tirés de leur topographie. Il est intéressant de
comparer les résultats de Boutin avec la topographie donnée
par Head ;

1° Dans les névralgies à point de départ pulmonaire sans
névrite, la douleur, d'après Boutin, siège dans les espaces
intercostaux moyens, du 5e au 7e ; pour Head, dans les sept
premières zones segmentaires, soit pour tous les deux, au-
dessus de la 7e côte ;

2° Les névralgies à point de départ gastrique, pour Boutin,
affectent surtout les espaces intermédiaires entre le 5° et le 10e
espace ; elles sont presque toujours bilatérales et exaspérées
par les digestions ; Head leur assigne, comme localisation, les
7e, 8e et 9e zones segmentaires. Pour les deux auteurs, elles
sont donc localisées au-dessous de la 5° côte ;

3° Les névralgies à point de départ colique siégéraient,
d'après Boutin, à gauche, au niveau des rameaux perforants
antérieurs du 5e au 8e espace. Pour Head, au contraire, les
douleurs seraient franchement abdominales, puisqu'elles
occuperaient les quatre derniers segments dorsaux ;

4° Enfin pour les névralgies reflexes d'origine utérine, les
plus fréquentes de toutes, d'après certains auteurs, il ne saurait plus être question de zones de Head, puisque celui-ci
place la zone de projection de l'utérus dans les segments des
paires sacrées; Boutin, du reste, après ses prédécesseurs, con-
clut que ces névralgies ont une localisation très variable. Il est
infiniment probable que beaucoup de douleurs thoraciques
ont été mises sur le compte de troubles utérins avec lesquels
elles n'avaient rien à voir.

Dans tous les cas, il est exceptionnel de voir la douleur

affecter tout le trajet d'un ou de plusieurs nerfs intercostaux, le plus souvent elle se limite soit en avant, soit en arrière, formant une zone diffuse ou un simple point limité que le malade peut indiquer du doigt.

La recherche des points de Valleix donne des résultats le plus souvent négatifs ; on ne retrouve jamais dans un cas donné tous les points classiques. Seul le point apophysaire parait constant dans les névralgies d'origine gastrique.

La connaissance des caractères distinctifs de ces névralgies dites réflexes est d'autant plus utile qu'elles contrindiquent l'emploi des moyens thérapeutiques locaux, moyens qui, au contraire, sont parfaitement indiqués dans les névralgies par névrites périphériques.

II. NÉVRALGIES THORACIQUES D'ORIGINE RADICULO-GANGLIONNAIRE.

Cette variété n'est pas habituellement décrite par les classiques avec les névralgies intercostales proprement dites. Ce sont, en effet, des névralgies symptomatiques des compressions radiculaires qui se voient surtout comme conséquence de la pachyméningite, du mal de Pott ou des lésions osseuses du cancer du rachis; exceptionnellement, elles traduisent l'existence d'une tumeur méningée localisée. Dans tous les cas, on conçoit qu'à une certaine période de l'affection, les compressions radiculaires soient seules en cause, à l'exclusion des symptômes d'ordre médullaire, et au point de vue purement clinique, c'est bien seulement à une névralgie thoracique que le médecin se trouve avoir affaire.

§ 1. Névralgies zostériennes.

Le zona intercostal chez les personnes âgées laisse très fréquemment après lui des névralgies particulièrement rebelles, qui se confondent symptomatiquement, à quelques détails près, avec les précédentes et qui reconnaissent une pathogénie sinon identique, du moins très voisine. L'origine ganglionnaire de ces éruptions zostériennes et des névralgies consécutives a été, en effet, amplement démontrée anatomiquement par les recherches de Head et Campbell (1) et, plus près de nous, par Dejerine et Thomas (2) qui ont trouvé et décrit des altérations de nature vraisemblablement infectieuse portant sur la racine postérieure et le ganglion rachidien.

D'autre part, il est admis que les éruptions zostériennes ne suivent pas le trajet des nerfs intercostaux, mais affectent au contraire une topographie nettement radiculaire. Enfin, Brissaud et Sicard (1), Abadie (2), Brandeis (3) et bien d'autres depuis, ont trouvé dans *l'herpes zoster* de la lymphocytose du liquide céphalo-rachidien. Tous ces éléments, joints à l'importance clinique considérable de la névralgie post zostérienne, autorisent à la prendre comme type des névralgies d'origine radiculo-ganglionnaire. Les éléments du diagnostic sont les suivants :

A. *Les caractères intrinsèques de la douleur.* Elle est plus violente que dans aucune autre espèce de névralgie intercostale et peut se comparer par là aux douleurs de la névralgie épileptiforme. Continue avec des exacerbations, elle est diurne et nocturne.

Topographiquement, elle ne siège pas exactement sur le trajet des nerfs intercostaux, mais affecte des zones allongées suivant le trajet d'une ou plusieurs bandes radiculaires, zones qui correspondent aux traces de l'éruption zostérienne.

B. *La douleur n'est pas augmentée par la pression*, elle est exagérée par les efforts, la toux et les mouvements respiratoires.

C. *L'existence de troubles objectifs de la sensibilité cutanée* consistant dans une hypoesthésie ou une anesthésie complète des zones douloureuses, réalisant le type de ce que M. le professeur Pitres a appelé les « anesthésies paradoxales ».

D. L'inefficacité de la cocaïne *loco-dolente.*

Les névralgies par compression radiculaire du mal de Pott, des tumeurs du rachis et des méninges, sont très tenaces et peuvent durer fort longtemps. Cependant, on les voit cesser

(1) HEAD et CAMPBELL. Brain, 1900, p. 353.

(2) DEJERINE et THOMAS. Société de Neurologie de Paris, 11 avril 1905. *Revue Neurologique*, 1907, p. 469.

(1) BRISSAUD et SICARD. Société médicale des hôpitaux de Paris, 21 mars 1901.

(2) ABADIE. Société de médecine de Bordeaux, 5 décembre 1902.

(3) BRANDEIS. Réunion biologique de Bordeaux, 12 avril 1904.

quand la destruction radiculaire est complète. Les névralgies post-zostériennes ont un pronostic variable suivant l'âge des sujets ; généralement courtes chez des sujets jeunes, elles deviennent, chez les vieillards, terriblement longues et paraissent, dans quelques cas, n'avoir aucune tendance à la guérison spontanée. La thérapeutique locale n'a aucune prise sur elles. La thérapeutique chirurgicale essayée par Chavannaz, qui pratiqua la section des racines postérieures en cause dans les gouttières costales, c'est-à-dire au-dessous du ganglion, n'a donné qu'un résultat négatif (1).

Les deux seuls procédés satisfaisants sont le traitement opiacé intensif, suivant la méthode de Trousseau, et la ponction lombaire simple, dont Abadie a obtenu d'excellents résultats *(loc. cit.)*.

§ 2. Névralgies essentielles.

Cette dénomination s'applique à une catégorie de faits encore mal connus, qui sont, dans une certaine mesure, comparables à la névralgie épileptiforme de la face et qui paraissent rares.

Boutin, dans sa thèse, rapporte deux observations de névralgies intercostales tenaces et violentes, à douleurs paroystiques intermittentes non influencées par les excitations extérieures, sans douleur provoquée aux points de Valleix et ne s'accompagnant d'aucun trouble objectif de la sensibilité cutanée. L'effet négatif des injections de cocaïne *loco dolente* et la constatation d'une lymphocytose légère autorisent à assigner à ces deux cas une origine centrale et à les appeler, par analogie, névralgies thoraciques essentielles.

III. NÉVRALGIES DES NÉVROSES

Boutin en signale deux variétés : d'une part des fausses névralgies hystériques caractérisées par une douleur continue, à localisation variable, s'accompagnant le plus souvent d'anesthésie cutanée, et, d'autre part, les douleurs vagues des

---

(1) CHAVANNAZ. Société de médecine de Bordeaux, 4 mai 1906. Bulletin, p. 310.

neurasthéniques, douleurs sans siège ni caractère précis
pouvant être continues ou, au contraire, prendre le caractère
des douleurs d'habitude de Brissaud, qui apparaissent seulement à certains moments sous l'influence d'une cause toujours la même. Nous les signalons seulement pour mettre en
garde contre la confusion possible avec les névralgies de
cause organique.

NEVRALGIES SCIATIQUES

De toutes les douleurs névralgiques du membre inférieur celles qui ont leur siège dans la zone d'innervation du nerf sciatique, sont de beaucoup les plus fréquentes. La névralgie du crural est fort rare au dire des auteurs classiques. La névralgie du fémoro-cutané revêt le plus souvent la forme spéciale décrite par Roth, sous le nom de *méralgie pares-thésique*, forme qui ne paraît pas avoir d'analogues dans la pathologie des autres nerfs, et cette dernière maladie est également rare. D'un autre côté, l'intérêt pratique capital qui s'attache aux névralgies du sciatique, l'assimilation qu'on peut établir entre leurs différentes formes cliniques et celles que nous avons déjà étudiees dans les autres névralgies, nous autorise à borner aux seules névralgies sciatiques notre étude des névralgies des membres inférieurs.

On décrit classiquement à l'heure actuelle, quatre formes cliniques principales de la sciatique, ce sont :

1° La *sciatique névralgie*, dont la description reste la même depuis Valleix, dans laquelle la douleur suivant le trajet du nerf, les points douloureux de Valleix, le signe de Lasègue, restent les principaux, sinon les seuls symptômes à l'exclusion des troubles trophiques et moteurs, et sans qu'il y ait une altération quelconque de la sensibilité objective de la peau ;

2° La *sciatique névrite de Landouzy* (1), forme plus grave qui se caractérise cliniquement par l'existence de troubles trophiques divers, dans lesquels l'atrophie musculaire occupe le premier plan et qui correspond anatomiquement à des lésions névritiques ;

3° La *sciatique spasmodique de Brissaud* (2), dans laquelle il existe, outre la douleur avec son siège caractéristi-

---

(1) Landouzy. De la sciatique et de l'atrophie musculaire qui peut la compliquer. *Archives générales de medecine*, 1875.

(2) Brissaud. Des scolioses dans les névralgies sciatiques. *Archives de neurologie*, 1890.

Dupont. *Sciatique spasmodique*. Th. de Paris, 1894-95.

que du clonus du pied, de l'exagération des reflexes tendineux et de la contracture musculaire, affectant principalement les muscles de la hanche, et d'autre part, de la *scoliose homologue* ;

4° La *sciatique radiculaire* due à des lésions des racines postérieures sacrées, dont la description est relativemen récente, puisqu'elle a été décrite pour la première fois en 1904, par deux élèves du professeur Landouzy, Lortat-Jacob et Sabareanu (1). Leur étude a été reprise depuis par Gavazenni et dans la thèse de Régis Berthéol (2).

Cette variété se caractérise cliniquement par l'existence de zones anesthésiques ou hypoesthésiques, correspondant topographiquement aux bandes de distribution des racines postérieures sacrées. D'après Déjerine et Sicard (3), l'exacerbation de la douleur névralgique par la toux constituerait un bon signe de l'origine radiculaire.

La description de la sciatique radiculaire a introduit dans l'étude des sciatiques une notion féconde, et déjà il semble que la nouvelle espèce tarde à absorber un certain nombre des cas jusqu'ici considérés comme des sciatiques vulgaires.

La question des formes cliniques de la sciatique, n'est cependant point encore résolue d'une façon complète, puisqu'une seule espèce pathogénique se trouve nettement dégagée après les recherches de Lortat Jacob et Sabaréanu. Aussi, avions-nous conseillé à un des élèves de M. Pitres, M. Estivals, d'essayer l'application des idées du professeur Pitres à la classification clinique des névralgies sciatiques et cette étude. faite presque entièrement à l'aide d'observations nouvelles, nous a permis, d'une part, d'étudier attentivement la valeur de certains signes nouveaux et, d'autre part, d'établir dans leurs grandes lignes, les types cliniques correspondant aux divisions pathogéniques ; névralgies de cause extra-fasciculaires ou fasciculaires, formant le groupe des névralgies d'origine périphériques et névralgies de causes radiculomédullaire (4).

---

(1) Lortat-Jacob et Sabareanu. Sciatique radiculaire unilatérale. *Presse médicale*, 5 octobre 1904. — Les sciatiques radiculaires, *Revue de médecine*, 10 novembre 1905.

(2) Régis Bertheol. *La sciatique radiculaire*, Th. de Paris, 1906.

(3) Déjerine, Sicard, *Société de Neurologie de Paris*, 8 juin 1905, R N. 1905, p. 643.

(4) Estivals. *Recherches sur les formes cliniques de la sciatique*. Th. de Bordeaux, mars 1908.

Ce sont les conclusions de ce travail que nous allons exposer.

Auparavant, nous devons signaler que, contrairement à ce qui a été fait pour les névralgies faciales et intercostales, nous n'avons pas eu recours à l'épreuve de la cocaïne. En effet, dans ce cas particulier, cette épreuve est d'un emploi difficile ; d'un côté, quand il s'agit de lésions provocatrices extra-fasciculaires, elles sont trop étendues pour subir efficacement l'influence du médicament, ou même impossibles à atteindre quand elles sont intra-pelviennes, ce qui est le cas le plus fréquent ; d'un autre côté, l'exploration du tronc nerveux lui-même, par suite de sa situation profonde, risque d'amener trop fréquemment des erreurs d'interprétation ; enfin, l'injection intra-rachidienne de cocaïne ou de stovaïne, outre qu'elle est impossible à pratiquer chez les malades non hospitalisés, présente un certain nombre d'inconvénients, voire de dangers, suffisants pour rejeter son emploi quand il s'agit simplement d'investigations scientifiques. Nous avons donc dû nous borner au seul examen clinique ordinaire en nous référant, pour l'origine radiculaire, principalement, à la topographie des troubles de la sensibilité cutanée.

I. NÉVRALGIES SCIATIQUES D'ORIGINE PÉRIPHÉRIQUE

Quand on examine attentivement les cas qui présentent, complet ou incomplet, le syndrome de la douleur siégeant sur le trajet du nerf sciatique, on est amené à considérer d'une part ceux dans lesquels la cause découverte par l'examen clinique, paraît siéger en dehors du tronc nerveux, mais dans le territoire d'innervation du sciatique, c'est-à-dire dans lesquels l'action irritante se fait sentir seulement sur un certain nombre de filets terminaux, d'autre part, ceux dans lesquels il existe une cause organique irritant le tronc nerveux lui-même, où ses branches d'origine extra-rachidiennes, soit par compression (causes extra-tronculaires), soit par lésion de ce tronc lui-même (causes intra-tronculaires). Par là, nous avons considéré des sciatiques de cause extra fasciculaire et des sciatiques de cause fasciculaire. Mais il nous reste un certain nombre de cas, les plus nombreux, qui correspondent aussi fidèlement à la névralgie sciatique classique, et que nous serons conduits, comme on le verra, à rattacher aux sciatiques de cause périphérique, encore que leur déterminisme pathogénique nous reste inconnu, simplement par l'analogie que nous présente leur symptomatologie avec celle des cas précédents où le siège de la cause algésiogène peut être déterminé d'une façon certaine.

§ 1. Sciatiques d'origine extra-fasciculaires

En nous référant à la classification générale des névralgies de M. le professeur Pitres, nous devons placer dans ce paragraphe, les observations où la douleur dans la zone d'innervation du sciatique, reconnaît une cause morbide qui n'affecte pas le tronc nerveux lui-même, ni ses branches d'origine dans le plexus sacré, ni les racines postérieures correspondantes, mais qui a son siège anatomique dans une des parties qui reçoivent du sciatique lui-même ou des grosses branches du plexus, leurs filets nerveux, et est par conséquent susceptible d'irriter ces filets terminaux. Ces faits existent à n'en pas douter. Ils sont même fort nombreux et se présentent avec l'aspect clinique suivant : Un malade vient se plaindre de souffrir d'une façon à peu près continue, dans une région qui correspond au territoire du sciatique, soit la partie inférieure de la fesse, la partie postérieure de la cuisse et le creux poplité. Souvent, la douleur ne va pas plus loin ; dans quelques cas cependant, elle irradie jusque dans le mollet. Il n'y a pas d'élancements, ni de paroxysmes spontanés ; la toux, les efforts, les pressions exercées sur la zone douloureuse restent sans effet. Par contre, la marche exagère nettement la douleur ; elle est de ce fait grandement gênée et les malades tirent la jambe. Si on recherche les signes les plus habituels de la sciatique classique, on ne les retrouve pas : pas de douleur à la pression des points indiqués par Valleix, pas de signe de Lasègue ni de Bonnet, pas d'abolition du reflexe achilléen. Un examen complet des articulations et des os du bassin, examen qui doit comprendre l'épreuve radiographique, montrera souvent, soit une périostite localisée de l'ischion comme dans une observation de M. Estivals, soit un léger degré d'arthrite coxo-fémorale. M. le professeur Bergonié nous affirmait que cette dernière lésion est des plus fréquentes chez les malades qui sont envoyés à l'électrothéraphie avec le diagnostic de sciatique.

L'examen peut alors montrer un peu de raideur par contracture des muscles péri-articulaires, ou de la douleur à la pression des os.

Beaucoup d'auteurs se basant sur l'existence constatée d'une affection organique n'affectant pas directement le nerf, d'une part, et d'autre part, sur l'absence de certains signes habituels de la sciatique, tels que les points douloureux de Valleix et le signe de Lasègue, n'hésitent pas à rejeter, de propos délibéré, les cas de ce genre du cadre de la névralgie sciatique, pour les appeler des pseudo-sciatiques. Nous ne saurions nous ranger à cette opinion. S'il est juste d'appeler pseudo-sciatiques, avec Schreiber (1), avec Pitres et Vaillard (2), les affections douloureuses qui ont leur siège dans les ligaments, dans les muscles et simulent de plus ou moins loin la sciatique, on ne saurait appliquer le même raisonnement aux cas où il existe une douleur fixe irradiée dans le territoire d'un nerf qui présente par conséquent le seul caractère distinctif de la douleur névralgique. L'absence de points de Valleix et du signe de Lasègue, ne saurait être invoquée, puisque nous verrons ces deux signes manquer dans pas mal de névralgies radiculaires. Enfin, il faudrait, si l'on admettait la manière de voir des auteurs, éliminer par analogie du cadre des névralgies, les névralgies dentaires aiguës et la plupart des névralgies intercostales. Puisqu'aussi bien toute la présente étude nous conduit à la conception de la névralgie syndrome, nous sommes autorisés à appeler névralgies sciatiques, les douleurs irradiées dans la zone du sciatique, dont la cause ne peut être découverte que par un examen approfondi, alors même que les symptômes objectifs classiques manquent, ou sont peu marqués. Au demeurant, la question de dénomination est de peu d'importance en pratique. Fausse sciatique ou sciatique d'origine extra-fasciculaire, le syndrome n'en existe pas moins et il a la même importance comme symptôme avertisseur que la névragie spéciale de la carie dentaire, ou la névralgie thoracique des tuberculeux. .

Sa description ne détruit pas l'œuvre de Cotugno (3) qui, le premier, en 1764, séparait la sciatique des affections articu-

---

(1) SCHREIBER. *Wiener med. Wochensch.* 1894, p. 1164 et 1205.

(2) PITRES et VAILLARD. *Maladies des nerfs périphériques. Art. sciatique,* in Traité de médecine de Brouardel, Gilbert et Girode, tome X, Paris 1902.

(3) COTUGNO. *Commentarius de Ischiade nervosa. Napoli,* 1764.

laires, elle la complète plutôt en montrant que l'*ischias arthri-ticn* ne reste pas toujours localisée à l'articulation coxo fémo-rale, et qu'elle peut prendre dans quelques cas le masque de l'*ischias nervosa*.

§ 2. Sciatiques fasciculaires.

Il s'agit maintenant d'une variété pathogénique admise par tous les auteurs, la seule même, qui dans la conception clas-sique, mériterait le nom de sciatique. On peut y distinguer deux classes : l'une qui comprend les sciatiques de cause extrinsèque, dites quelquefois sciatiques organiques, dans les-quelles on trouve à l'examen une lésion extérieure au tronc nerveux ou aux branches du plexus sacré et agissant par com-pression, l'autre qui comprend les sciatiques qu'on pourrait dire essentielles, où la lésion anatomique, plus souvent pré-sumée que constatée, affecte le nerf lui-même.

A. SCIATIQUE DE CAUSE EXTRA-TRONCULAIRE

C'est celle qui constitue un symptôme des tumeurs pel-viennes ou sacrées, des grosses lésions utérines et annexielles, des lésions néoplasiques ou inflammatoires siégeant le long du nerf, à la cuisse ou au creux poplité. Il est généralement admis que les sciatiques d'origine pelvienne sont le plus sou-vent doubles, mais ce caractère n'est pas le seul qui permette d'en soupçonner l'origine. De l'analyse de ses observations, M. Estivals tire les conclusions suivantes :

1° La douleur spontanée est très vive : elle occupe toute la zone d'innervation du sciatique quel que soit le point com-primé ; dans deux de ses observations la compression est pelvienne, dans une autre elle est le fait d'un kyste poplité et néanmoins, tous les malades se plaignent également de la fesse, de la partie postérieure de la cuisse et du mollet ;

2° La douleur est continue avec peu ou pas de paroxysmes spontanés ; certains la comparent à un engourdissement avec fourmillements rappelant ce qui se passe quand on comprime le cubital au pli du coude, d'autres parlent de crampes. Les malades souffrent jour et nuit.

3° La douleur spontanée diminue par le repos ; elle est, au contraire, nettement exagérée par les mouvements et princi-

palement par la marche. Le malade couché à plat sur le dos
se relève suivant la manière décrite par Minor, en faisant porter le poids du corps sur le côté sain. Par contre, la toux et
les efforts de défécation ne provoquent habituellement aucune
exacerbation ;

4° L'examen objectif décèle quatre symptômes impor-
importants :

A. Le tronc nerveux est douloureux à la pression à la face
postérieure de la cuisse et aux points de Valleix, principalement au point fessier et au point péronier.

B. La manœuvre de Lasègue et celle de Bonnet, qui agissent
toutes deux en produisant l'élongation du nerf, sont très douloureuses.

C. La sensibilité cutanée du membre inférieur est souvent
altérée, principalement à la face postérieure de la cuisse ; dans
tous les cas, l'hypoesthésie n'affecte pas la topographie radiculaire.

D. Les réflexes rotuliens et achilléens sont normaux ; de
même les muscles conservent leur volume normal.

Cette variété de sciatique n'a donc pas absolument de caractères distinctifs, et le diagnostic étiologique ne peut résulter
que d'un examen approfondi. Ce dignostic est d'autant plus
important qu'il est nécessaire pour un traitement approprié.
La thérapeutique chirurgicale, quand elle est possible, est
la seule qui puisse dans ces cas donner des résultats satisfaisants.

B. SCIATIQUE DE CAUSE TRONCULAIRE

Les cas qui rentrent dans ce groupe composent, au premier
abord, un ensemble assez hétérogène. On y trouve, en effet,
tout ce que les auteurs classiques décrivent comme les
sciatiques vraies dont l'étiologie apparait fort disparate,
sciatiques diathèsiques dont le type est la sciatique des diabétiques, sciatiques toxi-infectieuses, comme la sciatique blen-
norrhagique, et cette variété, si commune de sciatique aiguë,
qui est dite rhumatismale sans autre preuve de son origine
que sa curabilité facile par le salicylate de soude.

Le tableau clinique que présentent tous ces cas nous offre
des caractères quasi identiques à ceux que nous venons de
voir dans la forme précédente, dont l'origine fasciculaire ne
saurait faire aucun doute. Nous sommes donc, de ce chef, auto-

risés à les classer, au moins provisoirement, dans la même catégorie. D'un autre côté, si dans ces sciatiques d'origine toxique ou infectieuse il en est un certain nombre qui constituent des névralgies pures, en ce sens que la douleur en constitue le principal, sinon le seul symptôme, il en est d'autres où l'apparition de phénomènes objectifs consistant principalement dans la diminution de volume des masses musculaires avec modifications des réactions électriques autorise à incriminer des lésions dégénératives du nerf lui-même. Mais entre ces deux formes qui correspondent aux sciatiques bénignes et aux sciatiques graves de Lasègue, comme aussi à la sciatique névralgie et à la sciatique névrite de Landouzy, il existe tous les intermédiaires. On peut donc penser qu'il s'agit, dans tous les cas, d'une lésion du nerf lui-même, lésion peu intense et rapidement curable, limitée peut-être à de la congestion comme le pensait Cotugno, ou à une inflammation du périnèvre suivant la théorie de Minervini et Mario de Sanctis (1), dans les névralgies simples, lésions interstitielles plus profondes (2), avec atteinte plus ou moins grave des cylindraxes dans les formes rebelles. On peut aussi dire, avec Pitres et Vaillard *(loc. citat.)*, qu'il n'y a peut-être pas, entre ces deux types différence de nature, mais simplement de degré. Nos recherches personnelles nous montrent qu'il n'y a qu'un seul type clinique, comme on va le voir, et c'est surtout sur cette considération que nous devons nous baser devant l'indigence des documents anatomo-cliniques.

Quénu a décrit une sciatique variqueuse, dans laquelle la cause algésiogène réside dans la dilatation des *vœnœ nervorum* (3). Cette variété étiologique ne paraît pas constituer une forme clinique spéciale, étant donné que si elle ne se montre que chez les malades porteurs de varices du membre inférieur, elle est loin d'exister chez tous les variqueux. Il n'y a donc aucune raison de la décrire à part.

Quoiqu'il en soit, le type de la sciatique d'origine tronculaire, présente les caractéristiques cliniques suivantes :

1° La *douleur spontanée* est à la fois continue et paroxystique. La douleur continue qui consiste surtout en sensations

---

(1) *Gazetta degli Ospedali*, 14 avril 1907.

(2) Thomas. *Société de neurologie* de Paris. 12 janvier 1905.

(3) Quénu. Sciatique des variqueux, *Gazette des hôpitaux*, 1892, p. 487.

de fourmillement ou de crampes, peut cesser ou s'atténuer considérablement par le repos ; elle est entrecoupée par des élancements paroxystiques qui le plus souvent suivent de haut en bas le trajet du sciatique, partant de la fesse pour irradier dans la partie postérieure de la cuisse, dans le mollet, même dans le pied et l'extrémité des orteils. Ces paroxysmes sont rarement spontanés et n'éclatent le plus souvent qu'à l'occasion des mouvements. La nuit les changements de position dans le lit réveillent les malades par la douleur aiguë qu'ils provoquent.

2° Les efforts de défécation, la toux et l'éternuement provoquent des paroxysmes.

3° La station debout et la marche sont considérablement gênées. Dans la station debout les malades prennent une attitude hanchée dans laquelle la colonne vertébrale est déviée du côté sain, en sorte que le malade essaie instinctivement de faire porter tout le poids du corps sur le membre inférieur du côté sain, déchargeant d'autant le membre malade. C'est la scoliose croisée. La marche se fait dans cette attitude, le pied du côté malade n'étant posé à terre que lentement, avec précautions, et le membre malade fléchissant en partie sous l'effort, produisant ainsi une boîterie douloureuse caractéristique. Ces malades couchés sur le dos, se relèvent suivant le mode décrit par Minor, qui est en quelque manière caractéristique.

4° La douleur est exacerbée nettement par la manœuvre de Laségue et celle de Bonnet; les points de Valleix et le trajet du sciatique à la partie postérieure de la cuisse sont très douloureux à la pression.

Ce sont là les signes capitaux de la sciatique de cause fasciculaire. Quand ils existent seuls et quand ils ont débuté brusquement, ils caractérisent la forme névralgique pure, le plus souvent rhumatismale. facilement améliorée par le salicylate de soude et qui a un pronostic favorable. Les autres signes qui traduisent une atteinte plus profonde du nerf, sont :

1° L'atrophie musculaire, qui peut présenter tous les degrés, depuis l'émaciation simple des masses musculaires, qui n'apparait nettement que par la comparaison des deux membres inférieurs et ne s'accompagne pas de modifications électriques, jusqu'à l'atrophie musculaire manifeste, avec diminution quantitative de l'excitabilité électrique ou même réaction de dégénérescence, et s'accompagnant d'une diminution nette de la force musculaire.

2° Les troubles trophiques des ongles, les troubles vaso-moteurs de la peau, se traduisant par un refroidissement du membre, qui sont l'apanage des sciatiques anciennes et graves.

3° Les troubles de la sensibilité objective cutanée affectant principalement la forme de plaques irrégulières d'hypoesthésie à la partie postérieure de la cuisse et à la partie externe du mollet.

4° Les modifications des réflexes tendineux qui sont diminués ou même abolis, principalement le réflexe achilléen.

Ces divers signes caractérisent la sciatique névrite, qui comporte un pronostic grave non pas tant par l'intensité des douleurs que par la très longue durée de l'affection. Un examen attentif montrera presque toujours comme élément étiologique, soit une intoxication chronique, comme l'alcoolisme, soit une maladie arthritique, goutte ou diabète, soit une infection, blennorhagie, grippe ou tuberculose.

La sciatique diabétique partage avec les autres névralgies du diabète, ce caractère important d'être bi-latérale. Elle n'est souvent qu'un épisode du pseudo tabes diabétique.

Enfin, dans les infections chroniques, principalement dans la tuberculose, l'existence d'autres névralgies précédant, accompagnant ou suivant la sciatique, est de règle.

II. SCIATIQUES DE CAUSE RADICULO-MÉDULLAIRE

La connaissance des sciatiques attribuables à une compression ou une lésion anatomique des racines postérieures ou des branches extra-rachidiennes du plexus sacré, n'est pas nouvelle.

On savait que les cancers du rachis et du sacrum, que certaines lésions néoplasiques volumineuses du petit bassin pouvaient se traduire par des sciatiques bilatérales (1), et, en dehors du diabète, ce caractère de la bilatéralité était donné comme révélant une origine sustronculaire de la névralgie et comportant un pronostic particulièrement grave. Mais au point de vue que nous envisageons dans cette étude, il s'agis-

---

(1) RAYMOND. Névrite sciatique double, cancer de la colonne vertébrale. — *Archives générales de Médecine*, 1886.
LAGO. *Les sciatiques bilatérales*. — Th. de Paris, 1897.

sait le plus souvent de sciatiques tronculaires par compression du plexus sacré et révélant les caractères cliniques qui viennent d'être décrits. Tout autre est le type récemment décrit de la sciatique radiculaire par lésion intra-rachidienne, le plus souvent probablement d'origine méningée, type esquissé par les publications de Lortat Jacob et Sabareanu, de Régis Berthéol, et qui, après l'approbation donnée à la Société de Neurologie de Paris par le professeur Dejerine, a conquis sa place dans les cadres neurologiques.

D'après ces auteurs, la sciatique d'origine radiculaire serait caractérisée, indépendamment des signes subjectifs ordinaires de la douleur commune à toutes les variétés de sciatique, par :

1º L'existence de zones hypoesthésiques ou anesthésiques, correspondant topographiquement aux zones d'innervation des racines postérieures sacrées, en bandes parallèles à l'axe du membre, comme l'ont établi les recherches de Head, de Thorburn, etc.

2º L'exagération de la douleur par la toux, signe de Sicard, auquel Dejerine attache une grande importance, pour démontrer l'origine radiculaire, expliquant le fait par la compression brusque qu'exerce sur les racines le liquide céphalo-rachidien dont les efforts de toux augmentent la tension.

3º La scoliose homologue, c'est-à-dire la courbure de la colonne vertébrale du côté malade, signalée par Régis Bertheol comme signe inconstant.

4º L'existence du point apophysaire de Trousseau.

5º Enfin, ces auteurs s'accordent à penser que la majorité des cas de sciatique radiculaire sont dus à des plaques de méningite localisée, d'origine presque toujours syphilitique, et s'accompagnant de lymphocytose céphalo-rachidienne, comme la démonstration en put être donnée dans quelques cas.

Dans l'étude que nous avons faite avec M. Estivals des formes cliniques de la sciatique, étude dont les résultats sont consignés dans sa thèse, nous nous sommes attachés à vérifier ces données. Nous avons en premier lieu été amenés à considérer que la valeur de l'augmentation de la douleur par la toux était toute relative, puisque ce signe se retrouvait dans les formes précédemment étudiées dont l'origine tronculaire ne paraît pas douteuse. En second lieu, en prenant pour base de classification l'existence de zones anesthésiques à topographie nettement radiculaire, nous avons trouvé que cette forme se montrait fréquemment, puisque sur vingt-et-une observations recueillies à la clinique de M. le professeur Pitres, dans l'espace de quelques mois, il y en a huit de nettement radiculaires.

Mais en étudiant deux points sur lesquels ne s'étaient pas nettement appesantis les auteurs précédents, et qui sont, d'une part, la topographie de la douleur spontanée et, d'autre part, les caractères de la douleur provoquée par les manœuvres de Lasègue et de Bonnet et par la pression des points de Valleix, nous avons été amenés à penser que la sciatique spasmodique de Brissaud et certaines sciatiques rebelles, dans lesquelles il n'existe pas de troubles objectifs de la sensibilité cutanée, pouvaient être rattachées au groupe des sciatiques d'origine radiculaire.

En ce qui concerne la sciatique spasmodique de Brissaud, principalement caractérisée par la scoliose homologue et par l'exagération des reflexes tendineux, avec des phénomènes spasmodiques du côté des membres inférieurs, il nous a paru que ces symptômes révélaient surtout une origine non seulement radiculaire, mais aussi médullaire, et les ayant rencontrés dans un cas qui par ailleurs présentait les caractères de la sciatique d'origine radiculaire, nous les avons considérés comme une complication de cette dernière.

D'autre part, dans les sciatiques radiculaires, nous avons constaté, après Régis Berthéol, que les racines les plus fréquemment atteintes, en considérant les zones hypoesthésiques, sont la 5e lombaire, la première, la deuxième et la troisième sacrées. La douleur occupe le plus souvent, par ordre de fréquence, la région péronéo-tibiale (S^1 et S^2) et la fesse (S^3), en même temps du reste que la partie inférieure de la région lombaire. Or, dans quelques cas où la sensibilité cutanée est intacte, on retrouve cette topographie caractéristique, en même temps que l'influence de la toux et le peu d'importance de la douleur provoquée par les manœuvres de Lasègue et de Bonnet et par la pression des points de Valleix, tous signes qui se retrouvent dans les sciatiques nettement radiculaires. On peut donc, sous réserves, poser cette conclusion que le chapitre des sciatiques radiculaires ne se limite pas seulement aux cas où il existe des troubles nets de la sensibilité cutanée, ce qui tend à faire considérer la fréquence des sciatiques radiculaires comme très grande, par rapport aux sciatiques tronculaires.

Dans ces conditions, on peut assigner aux névralgies d'origine radiculo-médullaire les caractères suivants :

1º La topographie des zones spontanément douloureuses est variable, suivant les racines atteintes. Dans la majorité des cas, elle correspond à la région sacro-lombaire (traduisant l'atteinte des rameaux postérieurs du plexus lombaire et sacré), à la fesse et à la région péronéo-tibiale. Il existe des cas où l'une de ces zones est seule en cause, et qui se présentent comme des névralgies fessières ou des névralgies péronières. La douleur spontanée s'étend assez souvent à des zones qui dépendent du plexus lombaire.

2º La douleur est continue et paroxystique, la douleur continue consistant dans une sensation de rongement ou de crampe, les paroxysmes spontanés ou provoqués consistant soit dans une simple augmentation d'intensité de la douleur continue, soit dans des élancements en feu d'artifice.

3º La douleur est diurne et nocturne. L'exaspération nocturne est surtout marquée pour les sciatiques d'origine syphilitique, mais elle peut exister dans les cas où la syphilis n'est pas en cause.

4º La douleur est nettement exaspérée par la toux, l'éternuement et les efforts de défécation. Ce signe, comme on l'a vu, n'est pas absolument propre aux sciatiques radiculaires, mais c'est là qu'il atteint son maximum d'intensité. L'influence exagérante de la marche et des mouvements existe, mais elle va rarement jusqu'à condamner les malades à l'immobilité. Nous en avons vu qui, leurs douleurs augmentant considérablement au lit, passaient une grande partie de la nuit à marcher.

5º L'existence d'une scoliose homologue très fréquente pour Régis Bertheol, n'est pas absolument constante ;

6º L'exagération de la douleur par la manœuvre de Lasègue n'est pas très marquée, bien moins en tout cas que dans les sciatiques tronculaires. Elle peut même manquer. Il en est de même pour la manœuvre de Bonnet. L'exagération de la douleur par la manœuvre de Lasègue exécutée du côté sain, ou signe contra latéral de quelques auteurs, existe quelquefois ;

7º La douleur provoquée par la pression aux points de Valleix est peu intense et peut manquer complètement.

Le point apophysaire de Trousseau se rencontre fréquemment ;

8° Les troubles de la sensibilité cutanée sont très fréquents ; mais pas absolument constants. Quand ils existent, ils consistent le plus souvent en hypoesthésie, rarement en anesthésie complète. Ils affectent la topographie radiculaire en bandes parallèles à l'axe du membre correspondant aux racines atteintes qui sont surtout la 5° lombaire et les trois premières sacrées. Il est à noter que cette disposition n'est pas expressément notée par les auteurs qui ont antérieurement étudié l'état de la sensibilité cutanée dans la sciatique, ce qui tient sans doute à des examens incomplets (1). Ces auteurs avaient du reste noté la fréquence des anesthésies, puisqu'elle existent pour Dubarry (2) dans la moitié des cas ;

9° Les réflexes tendineux peuvent être exagérés. Cette exagération caractérise la forme spasmodique. Dans la règle, le réflexe rotulien est le plus souvent normal, le réflexe achilléen est aboli ou tout au moins affaibli ;

10° L'atrophie musculaire est rare dans ses formes sévères, mais il est fréquent de constater une légère diminution du volume des masses musculaires par rapport au membre sain.

11° La lymphocytose du liquide céphalo-rachidien extrait par ponction lombaire, a été rencontrée dans quelques cas par Régis Berthéol et Estivals. Toutefois, si sa présence constitue une présomption de grande valeur pour l'origine radiculaire, la ponction lombaire n'a pas été pratiquée assez souvent pour savoir si cette lymphocytose est le propre des sciatiques d'origine syphilitique ou si elle peut se rencontrer dans d'autres cas. Les recherches de Lortat Jacob et Sabareanu, celles de Régis Berthéol tendraient à assigner presque toujours une origine syphilitique à la sciatique du type radiculaire. M. le professeur Déjerine, à la société de neurologie, a fortement appuyé cette assertion. Nous pensons d'après les quelques cas que nous avons pu étudier avec attention, que, si cette cause est très fréquente, elle n'est pas la seule. Il faut aussi penser que la sciatique radiculaire peut être le premier symtôme des affections diverses, qui se traduisent plus tard par le syndrome complet des paralysies radiculaires par lésion de la queue de cheval, en particulier des cancers du rachis. En

(1) Hubert Valleroux. *Des altérations de la sensibilité cutanée dans la sciatique*. Th. de Paris, 1870.

(2) Dubarry. *Contribution à l'étude de la sensibilité cutanée dans la sciatique*. Th. de Bordeaux, 1903.

dehors de la syphilis, le pronostic de la sciatique radiculaire, surtout quand elle est bilatérale, doit donc être très réservé.

M. Estivals a rapporté un cas de douleurs névralgiques des membres inférieurs simulant plus ou moins la sciatique chez un tabétique. Il s'agit de douleurs irradiées dans la zone du sciatique, survenant par paroxysmes et constituant un équivalent clinique des douleurs fulgurantes avec indolence complète entre les paroxysmes. La présence des autres signes du tabès en rendait le diagnostic facile. Il s'agit là, d'une variété de névralgie radiculaire que nous avons déjà rencontré en parlant des névralgies de la face.

III. SCIATIQUES D'ORIGINE CENTRALE

Elles sont représentées par la sciatique hystérique, étudiée par Lagrelette (1), Achard et Soupault (2), Béziat (3). Elle se présente avec les autres caractères généraux des autres névralgies hystériques qui ont déjà été étudiées, c'est-à-dire l'influence des états émotionnels sur l'apparition et la disparition des symptômes, la diffusion et le caractère atypique des symptômes douloureux, et enfin, la coexistence de stigmates et le plus souvent d'autres manifestations caractéristiques de la névrose.

---

(1) LAGRELETE. *De la sciatique*. Th. de Paris, 1869.

(2) ACHARD et SOUPAULT. Sciatique et hystérie, *Gazette des hôpitaux*, 21 juillet 1892.

(3) BÉZIAT. *De la sciatique hystérique*. Th. de Paris, 1894.

NÉVRALGIES DU MEMBRE SUPÉRIEUR

Les névralgies sont rares aux membres supérieurs, de l'aveu de tous les auteurs classiques. Pour Pitres et Vaillard, ce sont le plus souvent des névralgies traumatiques. D'autre part, le membre supérieur, et plus particulièrement la zone d'innervation du nerf cubital, constitue le territoire où se développe de préférence la névrite ascendante post-traumatique, dont le tableau a été magistralement tracé par Sicard au Congrès de Rennes. Il est probable que les névralgies traumatiques relèvent toutes à quelques degrès, de la névrite ascendante dont la description nous entraînerait hors de notre cadre, parce que les symptômes moteurs ou trophiques qui accompagnent dans la règle les phénomènes douloureux, aussi bien que son étiologie et son évolution en font une maladie à part. Il est remarquable de constater que les observations sur lesquelles Valleix a basé sa description de la névralgie brachiale, se rapportent pour la plupart à des cas qui seraient aujourd'hui qualifiés de névrite traumatique.

Mais, il existe au membre supérieur, des névralgies véritables sur lesquelles nous devons d'autant plus nous arrêter, que par leur pathogénie et leur aspect clinique, elles se rapprochent d'une variété de névralgie qu'on retrouve dans tous les autres territoires que nous venons d'étudier, nous voulons parler des névralgies brachiales d'origine radiculaire, qui ont été étudiées par Miraillé (1) et Laroche (2).

Nous avons eu nous-même l'occasion d'en observer trois cas, dont un consécutif à un zona, et nous avons pu vérifier l'exactitude de la description donnée par ces auteurs, description qu'on peut résumer ainsi :

1° La douleur spontanée est aiguë, lancinante ou contusive, parfois intermittente, le plus souvent continue, avec des paroxysmes violents, diurnes ou nocturnes ;

(1) Miraillé. Radiculites postérieures. *Gazette médicale de Nantes*, 1er juillet 1905.
(2) Laroche. *Valeur diagnostique et topographique de la topographie radiculaire dans les névralgies du membre supérieur*. Th. de Paris, mai, 1907.

2° Les mouvements du bras, de l'avant-bras ou même des doigts, la toux, provoquent des paroxysmes ;

3° La topographie des zones douloureuses correspond nettement à un ou plusieurs territoires radiculaires en bandes allongées, depuis le rachis jusqu'aux doigts, dans lesquels viennent mourir les irradiations douloureuses ;

4° Il n'existe pas de points douloureux de Valleix ;

5° L'examen objectif révèle des troubles de la sensibilité cutanée, consistant soit en hyperesthésie, soit en hypoesthésie, et affectant la topographie radiculaire.

6° Le reflexe tricipital et le réflexe radial sont normaux. Comme les névralgies radiculaires du membre inférieur, dont elles partagent l'étiologie, ces névralgies du bras à type spécial sont le plus souvent symptomatiques d'une lésion méningée ou rachidienne, mal de Pott, pachyméningite cervicale hypertrophique ou tumeurs méningées, et elles se compliquent alors, après un certain temps, de troubles moteurs révélant l'atteinte des racines antérieures ou de symptômes proprement médullaires. Ce sont alors des névralgies prodromiques. Mais, dans d'autres cas, elles constituent un syndrôme isolé et relèvent alors soit de la syphilis, qui agit par des plaques de méningite spinale, soit de radiculites infectieuses ou toxiques. Dans les deux cas, le pronostic est sérieux ; dans le premier, en effet, la névralgie annonce une maladie grave ; dans le second, elle constitue toute la maladie, mais une maladie que l'expérience nous montre particulièrement tenace et rebelle.

L'acroparesthésie de Schultze n'entre pas, à proprement parler, dans le cadre des névralgies. Les phénomènes vasomoteurs, asphyxie, doigt mort, qui accompagnent les paroxysmes sensitifs en font une maladie spéciale. Cependant, il est bon de rappeler que les travaux récents de Pick, de Dejerine et Egger tendent à la rapprocher pathogéniquement des névralgies radiculaires. Pick a, en effet, montré que les symptômes de paresthésie se localisaient suivant une distribution radiculaire et que le point apophysaire existait fréquemment (1). Dejerine et Egger ont vu des cas où il existait des bandes radiculaire d'hypoesthésie permanente, et ils concluent

---

(1) Pick. Remarques sur la pathologie des acroparesthésies. *Revue neurologique*, 1903, p. 12.

« l'acroparesthésie nous apparait comme une lésion irritative des racines postérieures dans leur trajet intra-médullaire (1).

La participation des racines est donc indéniable en pareil cas, mais nos notions sur ce sujet sont encore vraiment trop sommaires pour que nous puissions faire autre chose que de signaler le fait en passant.

---

(1) DEJERINE et EGGER. Les troubles objectifs de la sensibilité dans l'acroparesthésie. *Revue neurologique*, 1904, p. 54.
L. TROMBERT. *Étude de la sensibilité objective dans l'acroparesthésie.* Th. de Paris, janvier 1905.

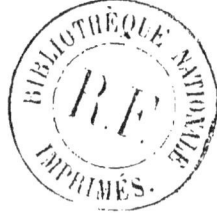

CONCLUSIONS

1° La conception de la névralgie, maladie autonome des nerfs, n'est plus en harmonie avec nos connaissances actuelles. On doit considérer que la douleur névralgique, entendant par là la douleur spontanée qui reste localisée à un territoire d'innervation et qui est indépendante d'une cause *locale* traumatique, inflammatoire ou néoplasique, constitue un syndrôme qui traduit pathogéniquement l'irritation des conducteurs sensitifs en un point de leur trajet depuis les ultimes terminaisons périphériques jusqu'aux racines postérieures inclusivement.

2° L'étude analytique des névralgies de la face, du thorax et des membres dont l'origine peut être connue d'une façon certaine quant à la localisation de la cause algésiogène, permet de distinguer des types cliniques distincts correspondant d'une part aux névralgies d'origine périphérique, et d'autre part, aux névralgies d'origine radiculo-médullaire.

3° Les névralgies d'origine périphérique qui comprennent les névralgies d'origine extra fasciculaire et fasciculaire et les névralgies reflexes, diffèrent entre elles suivant les territoires nerveux considérés, mais dans tous les cas elles restent reconnaissables aux caractères suivants :

a) La douleur est continue avec des paroxysmes.

b) Le trajet des nerfs et les points d'émergence des filets périphériques sont souvent douloureux à la pression.

c) La friction ou la pression intense des zones spontanément douloureuses fait éclater les paroxysmes.

d) La cocaïne injectée loco-dolente sur le trajet des troncs nerveux ou au niveau du point de départ reflexe des excitations algésiogènes supprime momentanément la douleur.

e) Les troubles de la sensibilité objective sont inconstants ; quand ils existent, ils affectent une topographie irrégulière qui ne présente pas les dispositions des zones d'innervation radiculaire.

4° Les névralgies d'origine radiculo-médullaire sont celles dont les caractères restent le plus constamment identiques dans les différents territoires. Ce sont les suivants :

a) La douleur spontanée est particulièrement intense ; elle peut être continue avec des paroxysmes ou essentiellement paroxystique avec des intervalles complètement indolores.

b) La douleur n'est pas localisée sur le trajet des troncs nerveux, mais bien dans des territoires qui correspondent à la disposition topographique des zones d'innervation radiculaire.

c) Les signes classiques de la douleur provoquée par la pression des troncs nerveux ou des points d'émergence des filets périphériques sont peu marqués et souvent manquent complètement.

d) Les excitations périphériques ne font pas éclater les paroxysmes.

e) La cocaïne loco-dolente ou sur le trajet des troncs nerveux ne produit aucune action sédative momentanée.

f) Les troubles de la sensibilité objective sont très fréquents ; ils affectent une topographie nettement radiculaire.

5° Le diagnostic de ces deux variétés pathogéniques revêt une importance pratique considérable. Sa connaissance conduit en effet les médecins à la recherche d'une thérapeutique étiologique et pathogénique, au lieu que la notion classique de la névralgie-maladie en attirant toute leur attention sur le nerf lui-même les a trop souvent conduit à des déboires.

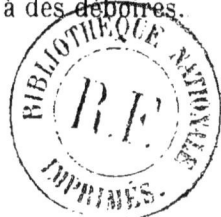

www.ingramcontent.com/pod-product-compliance
Lightning Source LLC
Chambersburg PA
CBHW070830210326
41520CB00011B/2193